中国古医籍整理丛书

本草辑要

清·林玉友　辑

滕佳林　王加锋　张　艳
刘　珊　展照双　杨士伟　校注
董丽雪

中国中医药出版社
·北　京·

图书在版编目（CIP）数据

本草辑要/（清）林玉友辑；滕佳林等校注．—北京：中国中医药出版社，2015. 1(2024.7重印)

（中国古医籍整理丛书）

ISBN 978 – 7 – 5132 – 2235 – 8

Ⅰ. ①本…　Ⅱ. ①林…　②滕…　Ⅲ. ①本草 – 中国 – 清代

Ⅳ. ①R281. 3

中国版本图书馆 CIP 数据核字（2014）第 293012 号

中国中医药出版社出版

北京经济技术开发区科创十三街 31 号院二区 8 号楼

邮政编码　100176

传真　010 64405721

北京盛通印刷股份有限公司印刷

各地新华书店经销

*

开本 710 × 1000　1/16　印张 20. 25　字数 132 千字

2015 年 1 月第 1 版　2024 年 7 月第 2 次印刷

书　号　ISBN 978 – 7 – 5132 – 2235 – 8

*

定价　59. 00 元

网址　www. cptcm. com

如有印装质量问题请与本社出版部调换

服务热线　010 64405510

购书热线　010 64065415　010 64065413

微信服务号　zgzyycbs

书店网址　csln. net/qksd/

官方微博　http：//e. weibo. com/cptcm

淘宝天猫网址　http：//zgzyycbs. tmall. com

国家中医药管理局
中医药古籍保护与利用能力建设项目
组织工作委员会

主 任 委 员 王国强

副 主 任 委 员 王志勇 李大宁

执行主任委员 曹洪欣 苏钢强 王国辰 欧阳兵

执行副主任委员 李 昱 武 东 李秀明 张成博

委 员

各省市项目组分管领导和主要专家

（山东省）武继彪 欧阳兵 张成博 贾青顺

（江苏省）吴勉华 周仲瑛 段金廒 胡 烈

（上海市）张怀琼 季 光 严世芸 段逸山

（福建省）阮诗玮 陈立典 李灿东 纪立金

（浙江省）徐伟伟 范永升 柴可群 盛增秀

（陕西省）黄立勋 呼 燕 魏少阳 苏荣彪

（河南省）夏祖昌 刘文第 韩新峰 许敬生

（辽宁省）杨关林 康廷国 石 岩 李德新

（四川省）杨殿兴 梁繁荣 余曙光 张 毅

各项目组负责人

王振国（山东省） 王旭东（江苏省） 张如青（上海市）

李灿东（福建省） 陈勇毅（浙江省） 焦振廉（陕西省）

蔡永敏（河南省） 鞠宝兆（辽宁省） 和中浚（四川省）

项目专家组

顾　问　马继兴　张灿玾　李经纬

组　长　余瀛鳌

成　员　李致忠　钱超尘　段逸山　严世芸　鲁兆麟
郑金生　林端宜　欧阳兵　高文柱　柳长华
王振国　王旭东　崔　蒙　严季澜　黄龙祥
陈勇毅　张志清

项目办公室（组织工作委员会办公室）

主　任　王振国　王思成

副主任　王振宇　刘群峰　陈榕虎　杨振宁　朱毓梅
刘更生　华中健

成　员　陈丽娜　邱　岳　王　庆　王　鹏　王春燕
郭瑞华　宋咏梅　周　扬　范　磊　张永泰
罗海鹰　王　爽　王　捷　贺晓路　熊智波

秘　书　张丰聪

前言

中医药古籍是传承中华优秀文化的重要载体，也是中医学传承数千年的知识宝库，凝聚着中华民族特有的精神价值、思维方法、生命理论和医疗经验，不仅对于传承中医学术具有重要的历史价值，更是现代中医药科技创新和学术进步的源头和根基。保护和利用好中医药古籍，是弘扬中国优秀传统文化、传承中医学术的必由之路，事关中医药事业发展全局。

1949年以来，在政府的大力支持和推动下，开展了系统的中医药古籍整理研究。1958年，国务院科学规划委员会古籍整理出版规划小组在北京成立，负责指导全国的古籍整理出版工作。1982年，国务院古籍整理出版规划小组召开全国古籍整理出版规划会议，制定了《古籍整理出版规划（1982—1990）》，卫生部先后下达了两批200余种中医古籍整理任务，掀起了中医古籍整理研究的新高潮，对中医文化与学术的弘扬、传承和发展，发挥了极其重要的作用，产生了不可估量的深远影响。

2007年《国务院办公厅关于进一步加强古籍保护工作的意见》明确提出进一步加强古籍整理、出版和研究利用，以及

“保护为主、抢救第一、合理利用、加强管理”的方针。2009年《国务院关于扶持和促进中医药事业发展的若干意见》指出，要“开展中医药古籍普查登记，建立综合信息数据库和珍贵古籍名录，加强整理、出版、研究和利用”。《中医药创新发展规划纲要（2006—2020）》强调继承与创新并重，推动中医药传承与创新发展。

2003～2010年，国家财政多次立项支持中国中医科学院开展针对性中医药古籍抢救保护工作，在中国中医科学院图书馆设立全国唯一的行业古籍保护中心，影印抢救濒危珍本、孤本中医古籍1640余种；整理发布《中国中医古籍总目》；遴选351种孤本收入《中医古籍孤本大全》影印出版；开展了海外中医古籍目录调研和孤本回归工作，收集了11个国家和2个地区137个图书馆的240余种书目，基本摸清流失海外的中医古籍现状，确定国内失传的中医药古籍共有220种，复制出版海外所藏中医药古籍133种。2010年，国家财政部、国家中医药管理局设立“中医药古籍保护与利用能力建设项目”，资助整理400余种中医药古籍，并着眼于加强中医药古籍保护和研究机构建设，培养中医古籍整理研究的后备人才，全面提高中医药古籍保护与利用能力。

在此，国家中医药管理局成立了中医药古籍保护和利用专家组和项目办公室，专家组负责项目指导、咨询、质量把关，项目办公室负责实施过程的统筹协调。专家组成员对古籍整理研究具有丰富的经验，有的专家从事古籍整理研究长达70余年，深知中医药古籍整理研究的重要性、艰巨性与复杂性，履行职责认真务实。专家组从书目确定、版本选择、点校、注释等各方面，为项目实施提供了强有力的专业指导。老一辈专家的学术水平和智慧，是项目成功的重要保证。项目承担单位山东中医药大学、南京中医药大学、上海中医药大学、福建中医药大学、浙江省中医药研究院、陕西省中医药研究院、河南省中医药研究院、辽宁中医药大学、成都中医药大学及所在省市中医药管理部门精心组织，充分发挥区域间互补协作的优势，并得到承担项目出版工作的中国中医药出版社大力配合，全面推进中医药古籍保护与利用网络体系的构建和人才队伍建设，使一批有志于中医学术传承与古籍整理工作的人才凝聚在一起，研究队伍日益壮大，研究水平不断提高。

本着“抢救、保护、发掘、利用”的理念，该项目重点选择近60年未曾出版的重要古医籍，综合考虑所选古籍的保护价值、学术价值和实用价值。400余种中医药古籍涵盖了医经、基础理论、诊法、伤寒金匮、温病、本草、方书、内科、外科、女科、儿科、伤科、眼科、咽喉口齿、针灸推拿、养生、医案医话医论、医史、临证综合等门类，跨越唐、宋、金元、明以迄清末。全部古籍均按照项目办公室组织完成的行业标准《中医古籍整理规范》及《中医药古籍整理细则》进行整理校注，绝大多数中医药古籍是第一次校注出版，一批孤本、稿本、抄本更是首次整理面世。对一些重要学术问题的研究成果，则集中收录于各书的“校注说明”或“校注后记”中。

“既出书又出人”是本项目追求的目标。近年来，中医药古籍整理工作形势严峻，老一辈逐渐退出，新一代普遍存在整理研究古籍的经验不足、专业思想不坚定等问题，使中医古籍整理面临人才流失严重、青黄不接的局面。通过本项目实施，搭建平台，完善机制，培养队伍，提升能力，经过近5年的建设，锻炼了一批优秀人才，老中青三代齐聚一堂，有效地稳定了研究队伍，为中医药古籍整理工作的开展和中医文化与学术的传承提供必备的知识和人才储备。

本项目的实施与《中国古医籍整理丛书》的出版，对于加强中医药古籍文献研究队伍建设、建立古籍研究平台，提高古籍整理水平均具有积极的推动作用，对弘扬我国优秀传统文化，推进中医药继承创新，进一步发挥中医药服务民众的养生保健与防病治病作用将产生深远影响。

第九届、第十届全国人大常委会副委员长许嘉璐先生，国家卫生计生委副主任、国家中医药管理局局长、中华中医药学会会长王国强先生，我国著名医史文献专家、中国中医科学院马继兴先生在百忙之中为丛书作序，我们深表敬意和感谢。

由于参与校注整理工作的人员较多，水平不一，诸多方面尚未臻完善，希望专家、读者不吝赐教。

国家中医药管理局中医药古籍保护与利用能力建设项目办公室

二〇一四年十二月

许 序

“中医”之名立，迄今不逾百年，所以冠以“中”字者，以别于“洋”与“西”也。慎思之，明辨之，斯名之出，无奈耳，或亦时人不甘泯没而特标其犹在之举也。

前此，祖传医术（今世方称为“学”）绵延数千载，救民无数；华夏屡遭时疫，皆仰之以度困厄。中华民族之未如印第安遭染殖民者所携疾病而族灭者，中医之功也。

医兴则国兴，国强则医强。百年运衰，岂但国土肢解，五千年文明亦不得全，非遭泯灭，即蒙冤扭曲。西方医学以其捷便速效，始则为传教之利器，继则以“科学”之冕畅行于中华。中医虽为内外所夹击，斥之为蒙昧，为伪医，然四亿同胞衣食不保，得获西医之益者甚寡，中医犹为人民之所赖。虽然，中国医学日益陵替，乃不可免，势使之然也。呜呼！覆巢之下安有完卵？

嗣后，国家新生，中医旋即得以重振，与西医并举，探寻结合之路。今也，中华诸多文化，自民俗、礼仪、工艺、戏曲、历史、文学，以至伦理、信仰，皆渐复起，中国医学之兴乃属必然。

迄今中医犹为国家医疗系统之辅，城市尤甚。何哉？盖一则西医赖声、光、电技术而于20世纪发展极速，中医则难见其进。二则国人惊羡西医之“立竿见影”，遂以为其事事胜于中医。然西医已自觉将入绝境：其若干医法正负效应相若，甚或负远逾于正；研究医理者，渐知人乃一整体，心、身非如中世纪所认定为二对立物，且人体亦非宇宙之中心，仅为其一小单位，与宇宙万象万物息息相关。认识至此，其已向中国医学之理念“靠拢”矣，虽彼未必知中国医学何如也。唯其不知中国医理何如，纯由其实践而有所悟，益以证中国之认识人体不为伪，亦不为玄虚。然国人知此趋向者，几人？

国医欲再现宋明清高峰，成国中主流医学，则一须继承，一须创新。继承则必深研原典，激清汰浊，复吸纳西医及我藏、蒙、维、回、苗、彝诸民族医术之精华；创新之道，在于今之科技，既用其器，亦参照其道，反思己之医理，审问之，笃行之，深化之，普及之，于普及中认知人体及环境古今之异，以建成当代国医理论。欲达于斯境，或需百年欤？予恐西医既已醒悟，若加力吸收中医精粹，促中医西医深度结合，形成21世纪之新医学，届时“制高点”将在何方？国人于此转折之机，能不忧虑而奋力乎？

予所谓深研之原典，非指一二习见之书、千古权威之作；就医界整体言之，所传所承自应为医籍之全部。盖后世名医所著，乃其秉诸前人所述，总结终生行医用药经验所得，自当已成今世、后世之要籍。

盛世修典，信然。盖典籍得修，方可言传言承。虽前此50余载已启医籍整理、出版之役，惜旋即中辍。阅20载再兴整理、出版之潮，世所罕见之要籍千余部陆续问世，洋洋大观。

今复有“中医药古籍保护与利用能力建设”之工程，集九省市专家，历经五载，董理出版自唐迄清医籍，都400余种，凡中医之基础医理、伤寒、温病及各科诊治、医案医话、推拿本草，俱涵盖之。

噫！璐既知此，能不胜其悦乎？汇集刻印医籍，自古有之，然孰与今世之盛且精也！自今而后，中国医家及患者，得览斯典，当于前人益敬而畏之矣。中华民族之屡经灾难而益蕃，乃至未来之永续，端赖之也，自今以往岂可不后出转精乎？典籍既蜂出矣，余则有望于来者。

谨序。

第九届、十届全国人大常委会副委员长

許嘉璐

二〇一四年冬

王 序

中医学是中华民族在长期生产生活实践中，在与疾病作斗争中逐步形成并不断丰富发展的医学科学，是中国古代科学的瑰宝，为中华民族的繁衍昌盛作出了巨大贡献，对世界文明进步产生了积极影响。时至今日，中医学作为我国医学的特色和重要医药卫生资源，与西医学相互补充、相互促进、协调发展，共同担负着维护和促进人民健康的任务，已成为我国医药卫生事业的重要特征和显著优势。

中医药古籍在存世的中华古籍中占有相当重要的比重，不仅是中医学术传承数千年最为重要的知识载体，也是中医为中华民族繁衍昌盛发挥重要作用的历史见证。中医药典籍不仅承载着中医的学术经验，而且蕴含着中华民族优秀的思想文化，凝聚着中华民族的聪明智慧，是祖先留给我们的宝贵物质财富和精神财富。加强对中医药古籍的保护与利用，既是中医学发展的需要，也是传承中华文化的迫切要求，更是历史赋予我们的责任。

2010年，国家中医药管理局启动了中医药古籍保护与利用能力建设项目。这既是传承中医药的重要工程，也是弘扬优秀民族文化的重要举措，不仅能够全面推进中医药的有效继承和创新发展，为维护人民健康作出贡献，也能够彰显中华民族的璀璨文化，为实现中华民族伟大复兴的中国梦作出贡献。

相信这项工作一定能造福当今，嘉惠后世，福泽绵长。

国家卫生和计划生育委员会副主任

国家中医药管理局局长

中华中医药学会会长

王国强

二〇一四年十二月

马 序

新中国成立以来，党和国家高度重视中医药事业发展，重视古籍的保护、整理和研究工作。自1958年始，国务院先后成立了三届古籍整理出版规划小组，分别由齐燕铭、李一氓、匡亚明担任组长，主持制定了《整理和出版古籍十年规划（1962—1972）》《古籍整理出版规划（1982—1990）》《中国古籍整理出版十年规划和“八五”计划（1991—2000）》等，而第三次规划中医药古籍整理即纳入其中。1982年9月，卫生部下发《1982—1990年中医古籍整理出版规划》，1983年1月，中医古籍整理出版办公室正式成立，保证了中医古籍整理出版规划的实施。2002年2月，《国家古籍整理出版“十五”（2001—2005）重点规划》经新闻出版署和全国古籍整理出版规划领导小组批准，颁布实施。其后，又陆续制定了国家古籍整理出版“十一五”和“十二五”重点规划。国家财政多次立项支持中国中医科学院开展针对性中医药古籍抢救保护工作，文化部在中国中医科学院图书馆专门设立全国唯一的行业古籍保护中心，国家先后投入中医药古籍保护专项经费超过3000万元，影印抢救濒危珍、善、孤本中医古籍1640余种，开展了海外中医古籍目录调研和孤本回归工作。2010年，国家财政部、国家中医药管理局安排国家公共卫生专项资金，设立了“中医药古籍保护与利用能力建设项目”，这是继1982～1986年第一批、第二批重要中医药古籍整理之后的又一次大规模古籍整理工程，重点整理新中国成立后未曾出版的重要古籍，目标是形成并普及规范的通行本、传世本。

为保证项目的顺利实施，项目组特别成立了专家组，承担咨询和技术指导，以及古籍出版之前的审定工作。专家组中的许多成员虽逾古稀之年，但老骥伏枥，孜孜不倦，不仅对项目进行宏观指导和质量把关，更重要的是通过古籍整理，以老带新，言传身教，培养一批中医药古籍整理研究的后备人才，促进了中医药古籍保护和研究机构建设，全面提升了我国中医药古籍保护与利用能力。

作为项目组顾问之一，我深感中医药古籍保护、抢救与整理工作的重要性和紧迫性，也深知传承中医药古籍整理经验任重而道远。令人欣慰的是，在项目实施过程中，我看到了老中青三代的紧密衔接，看到了大家的坚持和努力，看到了年轻一代的成长。相信中医药古籍整理工作的将来会越来越好，中医药学的发展会越来越好。

欣喜之余，以是为序。

中国中医科学院研究员

马继兴

二〇一四年十二月

校注说明

《本草辑要》为清·林玉友辑。林玉友，字渠清，号寸耕居士。清代福建侯官（今福建省福州市）人，具体生卒年月及事迹不详。辑有《本草伤寒辑要合编》，约成书于1786~1790年。

《本草辑要》全书六卷，分为水部、火部、土部、金部、石部等32部，收录药物619种。各药下分述性味、归经、功效、主治、制法、释义、附方等，资料多引自李时珍、汪昂等诸家之书，虽略有阐发，但新意不多。

本书现存清道光十一年（1831）寸耕堂刻本，内蒙古自治区图书馆、国家图书馆、中国中医科学院图书馆均有收藏。国家图书馆藏有《本草伤寒辑要合编》的《本草辑要》《伤寒方论辑要》《医案》3部分，内蒙古自治区图书馆和中国中医科学院图书馆仅有《本草伤寒辑要合编》的《本草辑要》部分。此书原题《本草伤寒辑要合编》，扉页记有“本草辑要，天德堂发兑”字样。四周单边，每半叶8行，每行20字，黑口，版心刻“本草辑要”卷数、部、页码，全书避讳“玄”、“弘”字。

经仔细调查和比对，发现内蒙古自治区图书馆、国家图书馆、中国中医科学院图书馆三个藏本之间略有不同。如内蒙古自治区图书馆藏本卷一之“药性总义”在“目录”之后，国家图书馆、中国中医科学院图书馆藏本则在“目录”之前；中国中医科学院图书馆藏本卷六正文之十七页药名顺序与对应目录药名顺序不符；国家图书馆、内蒙古自治区图书馆卷六正文十七页内容与目录相符等。

本次校注因内蒙古自治区图书馆藏本版刻精良，内容完整，错误较少，因此选为底本；国家图书馆、中国中医科学院图书馆藏本为参校本；《本草纲目》《本草备要》等为他校本。依据《中医药古籍整理细则》，采取以下校勘原则和体例：

1. 全书采用简体横排及现代标点符号。

2. 凡底本中字形属一般笔画之误，如日曰混淆、己巳不分、人入误写等，均径改作正体字，不出校记。“玄”“弘”避讳字，均径改，不出校记。凡底本中的异体字、古体字、俗写字，统一以规范字律齐，不出校。如“嚥”作“咽”、“欵”作“款”、“採”作“采”等。“藏”作“五脏”或“脏腑”之义时，以“脏”字律之。通假字一律保留，并出校记说明通假关系。个别药名异体、正体等并见，字间相互阐释者，不作改动。

3. 底本中药物异名不影响原意者，不改；若属少见难懂者，出注说明。若药物名称或病名多种混用者，以规范名律齐，不出校。如文中“栝楼”“栝蒌”“栝搂”并见，以“栝楼”律齐；“芦会”“芦荟”并见，以“芦荟”律齐；“香需”“香薷”并见，以“香薷”律齐；“卮”“栀”并见，以“栀”律齐；“薯预”“薯蓣”并见，以“薯蓣”律齐；“藿香”“霍香”并见，以“藿香”律齐；“琐阳”“锁阳”并见，以“锁阳”律齐；“代赭（石）”“代赬”并见，以“代赭（石）”律齐；“磁石”“慈石”并见，以“磁石”律齐；“癫痫”“颠痫”并见，以“癫痫”律齐。

4. 底本中引录他书文献，虽有删节或缩写，但不失原意，不改。

5. 原书目录在每卷之前，今一并置于正文之前，各卷不再出现目录。若底本目录与正文不符，属目录有误者，据正文订正，不出校。

6. 原书每卷之首有“侯官林玉友渠清辑”，今一并删去。

7. 对疑难冷僻字词，酌情加以注音并简要注释。

本草辑要

汪氏《本草备要》，释药释病，殊便医学。第于习用之品，尚多未入。因取李氏《本草纲目》、张氏①《逢源》，辑其要者六百余种，亦如《纲目》之例分为三十二部。至以天灵盖、紫河车等制治，戕人骨肉，食其同类，非仁者用心，兹宁缺而不录。

林玉友撰

---

① 张氏：张璐，字路玉，晚号石顽老人。清朝初期江南长洲（今江苏苏州）人著《医通》《诊宗三昧》《本经逢原》《千金方衍义》。

序

《本草》一书，撰自轩皇，古今来增补著述者不啻数百家，而求其渊博精详者，虽唐宋重修，皆有善本，《拾遗》《证类》，俱称该洽①，终无如李氏《纲目》格物穷理，可补《尔雅》《诗疏》之缺。第品类繁多，读之者每苦于不得其要，如涉海问津。他如《歌括》《药性赋》《蒙筌》等书，虽集其要，以便初学诵读，然俱在李氏之先，纂古本而多所遗；即缪氏《经疏》、汪氏《备要》，皆为祖述《纲目》而集其要，释药兼乎释病，以发前人之所未发，而其要仍属多遗，读之者又限于一隅之见，弗获触类而长，将何所折衷以归于至要，而为后学之津梁哉！用是搜讨群书，爰辑是编。自水土金石、禽兽虫鱼、果菜器物，以及人身发肤垢腻，凡可以养生、可以疗病者，在所必录。上自经史记载，下及诸子百家论说，凡有关于药性、有切于病情者，靡不兼收。至于名近迂僻，类乎怪诞，及以人补人，如天灵盖与紫河车，方饵用之，为自伤其类，则均所弗取。明其体，辨其用，或理有未显，义有未尽，则征引互发以详其要之所归。正误期于有本而有源，考据择其无偏而无倚。部虽分而类则聚，颇易寻求；词或寡而语或详，总归包括。庶几其要无遗，俾读者既不至于涉海问津，亦可以触类而长，或可为后学之津梁欤！书始于乾隆丙午春月，成于庚戌夏日。参订校字者则余次子徽琼也。

时乾隆庚戌中秋后二日寸耕居士林玉友渠清撰

① 该洽：广博。

目录

卷之二

卷之三

卷之四

卷之五

卷之六

药性总义

凡药酸属木入肝，苦属火入心，甘属土入脾，辛属金入肺，咸属水入肾。此五味之义也。

凡药青属木入肝，赤属火入心，黄属土入脾，白属金入肺，黑属水入肾。此五色之义也。

凡药酸者能涩能收，苦者能泻能燥能坚，甘者能补能和能缓，辛者能散能润能横行，咸者能下能软坚，淡者能利窍能渗泄。此五味之用也。

凡药寒热温凉，气也；酸苦甘辛咸，味也。气为阳，味为阴。气厚者，阳中之阳；薄者，阳中之阴。味厚者，阴中之阴；薄者，阴中之阳。气薄则发泄表散，厚则发热温燥。味厚则泄降泻，薄则通利窍渗湿。辛甘发散为阳，酸苦涌泄为阴；咸[1]味涌泄为阴，淡味渗泄为阳。轻清升浮为阳，重浊沉降为阴。阳气出上窍，阴味出下窍。清阳发腠理，浊阴走五脏。清阳实四肢，浊阴归六腑。此阴阳之义也。凡药轻虚者浮而升，重实者沉而降。味薄者升而生象春，气薄者降而收象秋，气厚者浮而长象夏，味厚者沉而藏象冬，味平者化而成象土。气厚味薄者浮而升，味厚气薄者沉而降，气味俱厚者能浮能沉，气味俱薄者可升可降。

---

① 咸：原作“酸”，据《本草备要·药性总义》改。

酸咸无升，辛甘无降，寒无浮，热无沉。此升降浮沉之义也。李时珍曰：升者引之以咸寒，则沉而直达下焦；沉者引之以酒，则浮而上至巅顶。一物之中，有根升稍①降，生升熟降者，是升降在物，亦在人也。

凡药根之在土中者，半身以上则上升，半身以下则下降。以生苗者为根，以入土者为稍。上焦用根，下焦用稍。半身以上用头，中焦用身，半身以下用稍。虽一药而根稍各别，用之或差，服亦罔效。药之为枝者达四肢，为皮者达皮肤，为心、为干者内行脏腑。质之轻者上入心肺，重者下入肝肾。中空者发表，内实者攻里。枯燥者入气分，润泽者入血分。此上下内外，各以其类相从也。

凡药色青、味酸、气臊、性属木者，皆入足厥阴肝、足少阳胆经；肝与胆相表里，胆为甲木，肝为乙木。色赤、味苦、气焦、性属火者，皆入手少阴心、手太阳小肠经；心与小肠相表里，小肠为丙火，心为丁火。色黄、味甘、气香、性属土者，皆入足太阴脾、足阳明胃经；脾与胃相表里，胃为戊土，脾为己土。色白、味辛、气腥、性属金者，皆入手太阴肺、手阳明大肠经；肺与大肠相表里，大肠为庚金，肺为辛金。色黑、味咸、气腐、性属水者，皆入足少阴肾、肾太阳膀胱经。肾与膀胱相表里，膀胱为壬水，肾为癸水。凡一脏配一腑，腑皆属阳，故为甲丙戊庚壬；脏皆属阴，故为乙丁己辛癸也。十二

① 稍：通“梢”，禾类末端。泛指事物的末端、枝叶，引申为末端细小部分。宋·欧阳修《生查子》：“月上柳稍头，人约黄昏后。”

经中，惟手厥阴心包、手少阳三焦经无所主，其经通于足厥阴、少阳。厥阴主血，诸药入肝经血分者，并入心包；少阳主气，诸药入胆经气分者，并入三焦。命门相火，散行于胆、三焦、心包络，故入命门者，并入三焦。此诸药入诸经之部分也。

药有相须者，同类而不可离也；如黄柏、知母、破故纸、胡桃之类。相使者，我之佐使也；相恶者，夺我之能也；相畏者，受彼之制也；相反者，两不可合也；相杀者，制彼之毒也，此异同之义也。

药之为物，各有形、性、气、质。其入诸经，有因形相类者，如连翘似心而入心，荔枝核似睾丸而入肾之类。有因性相从者，如属木者入肝，属水者入肾。润者走血分，燥者入气分。本天者亲上，本地者亲下之类。有因气相求者，如气香入脾，气焦入心之类。有因质相同者。如药之头入头，干入身，枝入肢，皮行皮。又如红花、苏木，汁似血而入血之类。自然之理，可以意得也。

药有以形名者，人参、狗脊之类是也；有以色名者，黄连、黑参之类是也；有以气名者，豨莶、香薷之类是也；有以味名者，甘草、苦参之类是也；有以质名者，石膏、石脂、归身、归尾之类是也；有以时名者，夏枯、款冬之类是也；有以能名者，何首乌、骨碎补之类是也。

凡药火制四：煅、煨、炙、炒也；水制三：浸、泡、洗也；水火共制二：蒸、煮也。酒制升提，姜制温散。入盐走肾而软坚，用醋注肝而收敛。童便制，除劣性而降下；米泔制，去燥性而和中。乳制润枯生血，蜜制甘缓益元。陈壁土制，藉①土气以补中州；面煨曲制，抑酷性勿伤上膈。乌豆、甘草汤渍，并解毒致令平和；羊酥、猪脂涂烧，咸渗骨容易脆断。去瓤者免胀，去心者除烦。此制治各有所宜也。

凡药之为用，草木昆虫产之有地，根叶花实采之有时。失其地则性味少异，失其时则气味不全。又况陈新之不同，精粗之不等，倘不择而用之，难于取效。寇宗奭曰：凡用药必须择土地所宜者，用之有据。如上党人参、川西当归、齐州半夏、华州细辛、东壁土、冬月灰、天河水、热汤、浆水之类，其物至微，其用至广，盖亦有理。若不推究厥理，治病徒费其功。陶弘景②曰：凡采药时月，皆是建寅岁首③，则从汉太初后所记也。其根物多以二月、八月采者，谓春初津润始萌，未充枝叶，势力淳浓也；全④秋枝叶干枯，津润归流于下也。大抵春宁宜早，秋宁宜晚。花、实、茎、叶，各随其成熟尔。岁月亦有早晏⑤，不必都依本文也。

---

① 藉：通“借”，凭借，依仗。《左传》宣公十一年：“敢藉君灵，以济楚师。”晋·杜预注：“藉犹假借也。”

② 陶弘景：（456—536），字通明，号华阳隐居，南朝梁时丹阳秣陵（现江苏南京）人。著名医药家、炼丹家、文学家，作品有《本草经集注》等。

③ 建寅岁首：夏代历法，以十二月中的寅月为正月。夏历即今之农历。

④ 全：《本草经集注·序录上》《本草纲目·神农本经名例》卷一均作“至”。

⑤ 晏：迟，晚。

卷之一

水　部

立春雨水

治受孕艰难。是日夫妻各饮一杯，还房有孕。陈藏器言其神效，是取其资始发育万物之义也。第须煮沸饮之，若便冷饮恐致寒中，则不特无益也。**煎补中益气及发散药宜之。**取春升生发之义也。

梅雨水芒种后逢壬为入梅①，小暑后逢壬为出梅。又三月为迎梅②，五月为送梅。

洗疮疥、灭瘢痕有效。入酱易熟。

液雨水立冬后十日为入液③，至小雪后为出液，得雨谓之液雨。

杀百虫。煎杀虫消积药宜之。

潦水降注雨水谓之潦④，又淫雨为潦。

煎调脾胃、去湿热药宜之。成无己曰：仲景治伤寒瘀热在里，身发黄，麻黄连轺赤小豆汤，煎用潦水者，取其味薄而不助湿，利热也。

---

① 入梅：进入梅雨期。出梅：出梅又称为“断梅”，梅雨结束的日期。

② 迎梅：即迎梅雨。谓江南三月雨，其时梅子初生，故称。《埤雅·释木》：“故自江以南，三月雨谓之迎梅，五月雨谓之送梅。”

③ 入液：旧时立冬后十日为入液，至小雪为出液。得雨谓之液雨，亦曰药雨。”

④ 潦：《说文》：“雨水大”。

神水五月五日午时有雨，急伐竹竿，中必有神水。

治清热化痰，定惊安神。取饮之。**心腹积聚及虫病。**和獭肝为丸。

露水

甘，平。愈百疾，止消渴，百草头上秋露，未晞①时收取。**止头痛，**八月朔日②收取百草头上秋露，磨墨点太阳穴。**明目，**取柏叶、菖蒲上露，旦旦③洗之。**怡颜色，**百花上露，惟凌霄花上不可取，入目损目。**去白癜风。**取韭叶上露，旦旦涂之。

腊雪

甘，冷。治天行时气温疫，小儿热痫狂啼，大人丹石发动，酒后暴热，黄疸。小温服之。**煎茶煮粥，解热止渴。宜煎伤寒、火暍之药。抹痱亦良。**寇宗奭曰：腊雪水，大寒之水也，故治以④上诸病。

夏冰

甘，冷。古者日在北陆⑤而藏冰，西陆朝觌⑥而出之。**解烦**

---

① 晞：破晓，早晨刚开始发亮。《乐府诗集·长歌行》："青青园中葵，朝露待日晞。"

② 朔日：农历每月的第一天为朔日，即初一。

③ 旦旦：天天。

④ 以：《本草纲目·水部》卷五"腊雪"条作"已"。

⑤ 北陆：陆，道路，此指太阳运行之黄道。《隋书·天文志》"日循黄道东行，一日一夜行一度，三百六十五日有奇为一周天，行东陆谓之春，行南陆谓之夏，行西陆谓之秋，行北陆谓之冬。行以成阴阳寒暑之节。"

⑥ 朝觌（dí 笛）：觌：见，相见。朝觌，早晨相见。《尔雅·释诂上》："觌，见也。"

渴，消暑毒。藏器曰：盛夏食冰，与气候相反，冷热相激，却致诸疾。《食谱》云：凡夏用冰，止可隐映饮食，令气凉尔，不可食之。虽当时暂快，久皆成疾也。宋徽宗食冰太过，病脾疾，国医不效。召杨介①诊之，介用大理中丸。上曰：服之屡矣。介曰：疾因食冰，臣因以冰煎此药，是治受病之原也。服之果愈。若此，可谓活机之士矣。**治伤寒阳毒、热甚昏迷者，置一块于膻中良**。两乳中间也。

流水

甘，平。大而江河、小而溪涧皆流水也，与湖泽陂塘之止水不同。第江河之水浊，溪涧之水清。

顺流水　**治下焦腰膝之证，通利二便之药宜之**。取其性顺而下流也。

急流水　**煎通利二便及风痹之药宜之**。取其性速而趋下也。昔有病小便闭者，众治不瘥，张子和易以急流水煎前药，一饮而溲。

逆流回澜水　**中风卒厥，宜吐痰饮之药宜之**。取其性逆而倒流也。

甘烂水　用流水千里者二斗，置大盆中，以勺高扬之万遍，有沸珠相逐，乃取煎药。一名劳水，盖水性咸而重，劳之则甘而轻。

治目不得瞑，卫气行于阳，阳气满②不得入阴，阴气虚故也。《灵枢》用半夏汤治之，用流水八升扬之，取其清五升，煮之，炊以苇薪，大沸，入秫米一升、半夏五合，煮一升半，饮汁一杯，日三，

---

① 杨介：字吉老，北宋末泗州（江苏盱眙）人。撰有《存真环中图》。
② 满：《本草纲目·水部》卷五“甘烂水”条作“盛”。

以知为度。新发者，覆杯则卧，汗出则已，久者三饮而已。**伤寒后欲作奔豚**。发汗后脐下悸，欲作奔豚者，仲景用茯苓桂枝汤，以甘烂水煮之，取其不助肾气而益脾胃也。

井华水井以有地脉山泉者为上，从江湖渗来者次之。其城市近沟渠污水杂入者，咸而有硷，须煎沸停一时候，硷澄乃用之，否则气味俱恶不堪入药。将旦首汲曰井华。

甘、平。治酒后热痢，洗目中肤翳。煎补阴之药宜之。首汲者得天一真气，能补阴故也。

新汲井水无时初出曰新汲。

治反胃、热痢、热淋，解热闷昏瞀烦渴，凡热病不可解者，新汲水浸青衣互熨之，妙；心闷汗出不识人者，和蜜饮之，甚效。**却邪调中，下热气，并宜饮之**。取其新汲清洁无混杂之气也。**解煤炭毒**、中煤炭毒，一时运倒者，急灌以新汲水。**烧酒毒**。中烧酒甚者，新汲水浸其发，外以故帛浸湿，贴其胸膈，仍细细灌之，至醒乃已。

阿井泉出东阿县。

甘，咸，平。下膈，疏痰，止吐。济水伏流地中，东阿亦济水所经。其性趋下，清而且重，用搅浊水则清，故治瘀浊及逆上之痰。煎乌驴皮胶能治诸血证。

范公泉皇祐中，范文正公①镇青州，兴龙僧舍西南洋溪中有醴泉涌出，公构一亭，泉上刻石记之。其后青人思公之德，目之曰范

---

① 范文正公：范仲淹，字希文，苏州吴县（今属江苏）人，谥号“文正”，世称“范文正公”。

公泉。

造白丸子，利膈化痰。方名青州白丸子。

温汤温泉也。

辛，热，微毒。治风癞疥癣。饱食入泉，久浴得汗出乃止。温泉多有硫黄、雄黄气，故治诸疮。非有病人，不可轻入。

地浆掘黄土地作坎，深三尺，以新汲水沃入搅浊，少顷取清用之，曰地浆。

甘，寒。治干霍乱，霍乱，挥霍撩乱也。上吐下泻而腹绞痛，为湿霍乱；若干霍乱，则欲吐不得吐，欲泻不得泻，腹中胀痛欲死。《千金方》用地浆三五盏，服即愈。忌米汤。罗谦甫云：中暑、霍乱乃暑热内伤，七神迷乱所致。阴气静则神藏，躁则消亡。非至阴之气不愈。坤为地，地属阴，土曰静顺。地浆作于墙阴坎中，为阴中之阴，能泻阳中之阳也。**中暍**暑热。**卒死者**。取道上热土围脐，令人尿脐中，以热土、大蒜等分，捣水去渣，灌之即活。**解闭口椒毒**，吐白沫身冷欲死者，仲景用地浆饮之。**中砒霜毒**，地浆调铅粉服之，立解。**并一切鱼肉菜果药物诸菌毒**，《肘后方》：服药过剂闷乱者，地浆饮之。**虫蜞入腹**。如误食马蟥蜞入腹，生子为患，用地浆下之。

百沸汤

甘，平。汪颖①云：汤须百沸者佳。一名太和汤。**助阳气，行经络**。宗奭曰：患风冷气痹人，以汤淋脚至膝，厚覆取汗周身，

① 汪颖：字秀夫，号云溪，明代江陵（今属湖北）人。撰《食物本草》。

然别有药，特假阳气而行耳。四时暴泻痢，四肢脐腹冷，坐深汤中，浸至膝上。生阳之药，无速于此。张从正曰：凡伤风寒、酒食，初起无药，便饮太和汤，或酸齑水，揉肚探吐①，汗即已。汪讱庵曰：感冒风寒，而以热汤澡浴，亦发散之一法。故《内经》亦有可汤熨、可浴及摩之浴之之文。《备急方》治心腹卒胀痛欲死，煮热汤以渍手足，冷即易之。

阴阳水一名生熟水。以新汲水、百沸汤合一盏和匀者。

甘，咸。治霍乱吐泻有神功。阴阳不和而交争，故上吐下泻而霍乱。饮此辄定者，分其阴阳，使得和平也。吐泻霍乱，寒热未定，仓卒患此，脉候未审，慎勿轻投偏寒偏热之剂，惟饮阴阳水为最稳矣。其稍定审证辨脉，然后投剂可也。又有心腹绞痛，不得吐泻者，为干霍乱，俗名绞肠沙，其死甚速。切勿与谷食，即米汤下咽亦死。《千金方》用地浆三五盏，服即愈。《三因方》用烧盐调以热童便，三饮而三吐之。

黄齑水乃作黄齑菜水也。

酸，咸。治吐诸痰饮、宿食。酸苦涌泄为阴也。

甑气水

长毛发，令黑润。以器承取，沐头，朝朝用梳摩小儿头，久觉有益也。**治诸疮烂成孔臼者。**如杨梅疮，用蒸糯米时甑蓬四边滴下气水，以盘承取，扫疮上，不数日即效。百药不效者，用之神效。

---

① 揉肚探吐：原作“探肚揉吐”，据《本草备要·金石水木部》卷四“百沸汤”条改。

浸蓝水[1]

辛、苦，寒。解毒杀虫，下误吞水蛭成积胀痛。李时珍曰：蓝水、染布水，皆取蓝及石灰能杀虫解毒之义。昔有人因醉饮田中水，误吞水蛭，胸腹胀痛，面黄，遍医不效。因宿店中渴甚，误饮此水，大泻数行，平明视之，水蛭无数，其病顿愈。

明水一名方诸水

甘，寒。明目定心，去小儿烦热，止渴。得至阴之精华也。《周礼·秋官·司垣氏》"以鉴[2]取明水于月"注：鉴，镜属，取水者，世谓之"方诸[3]"。《淮南子》云：方诸见月则津而为水，或以为石、为大蚌、为五石炼成者，皆非也。《考工记》云：铜锡相半，谓之鉴燧之剂，是火为燧、水为鉴也。高堂隆云：阳燧一名阳符，取水于日。阴燧一名阴符，取水于月。并以铜作之，谓之水火之镜。干宝《搜神记》云：金锡之性一也。五月丙午日午时铸为阳燧，十一月壬子日子时铸为阴燧。

诸水有毒

阴地流泉有毒。二月、八月行人饮之，成瘴疟，损脚力。**泽中停水，五六月有鱼鳖精。**人饮之，成瘕病。**沙河中水。**饮之令人喑。**花瓶水。**饮之杀人，腊梅尤甚。**炊汤。**洗面无颜色，洗体成癣，洗脚疼痛生疮。**水经宿，面上有五色者，有毒。**不可洗

---

① 浸蓝水：原作"浸盐水"。据《本草备要·金石水木部》卷四"浸蓝水"条改。

② 鉴：大型盛水器。鉴初为陶质，即陶盆，春秋中期出现青铜鉴。

③ 方诸：古代月下承露取水的器具。《淮南子·览冥训》："夫阳燧取火于日，方诸取露于月。"

手。**冷水**。沐头成头风，女人尤忌之。盛暑浴之成伤寒，汗后入之成骨痹，酒中饮之成手颤，饮水便睡成水癖，夏月远行，勿以濯足。**茶水**。酒后饮之成酒癖。

火　部

燧火

《古史考》①：古者茹毛饮血，燧人钻火，而人始裹肉而燔之，曰炮。及神农时，人方食谷，加米于烧石之上而食之。及黄帝，始有釜甑②，火食之道成矣。《礼·内则》"右佩木燧"注：木燧钻火也。《周礼·夏官·司爟》"四时变国火，以救时疾"注：春取榆柳之火，夏取枣杏之火，季夏取桑柘之火，秋取柞楢之火，冬取槐檀之火。

煤火薪火

石炭曰煤。饮食用煤火者，长气于阴，多膂力③强壮。大木曰薪，草亦曰薪。用薪火者，长气于阳，多轻浮不实。第煤火有毒，受之者多发痈毒，齑汁解之。凡煤火处，置水于旁，可解其毒。

桑柴火

煎膏良。《抱朴子》云：一切仙药，不得桑柘不服。

---

① 古史考：魏晋史学家谯周撰。为考订司马迁《史记》所载周秦以上史事之误而作，故名。主要是对《史记》所记先秦人名、史事中出现的谬误作了一些必要的纠正与阐释。原书二十五卷。约宋元之际散佚。

② 釜甑：釜和甑皆古炊煮器名。釜，器物，圆底而无足，必须安置在炉灶之上或是以其他物体支撑煮物。甑，古代蒸饭的一种瓦器，底部有许多孔格可透蒸气，置于鬲上蒸煮。《史记·项羽本纪》："皆沉船破釜甑，烧庐舍。"

③ 膂（lǚ旅）力：泛指腰力。《后汉书·董卓传》"卓膂力过人，双带两鞬，左右驰射。"

炭火

煅炼金石，烹煎焙炙百药。丸散宜之。凡煎补药用文火，泻药用武火。文火缓煎之，武火急煎之。

芦火竹火

宜煎滋补药。

艾火

灸百病。凡灸艾火者，宜用阳燧火珠，取太阳真火。次则钻槐取火。急卒难备，即用真麻油灯，或蜡烛火，艾茎点于炷上灸疮，至愈不痛。其戛①金、击石、钻燧入木之火，皆不可用。阳燧，火镜也。以铜铸成，其面凹，摩热向日，以艾承之，得火。《礼·内则》："左佩金燧"注：金燧取火于日也。《周礼·秋官·司烜氏》："以夫遂取明火于日"注：夫遂，阳遂也。火珠，许氏《说文》谓之火齐珠，大如鸡卵，状类水精，日中用艾承火。又《续汉书》云：哀牢夷②出火精、琉璃，拟即火齐也。入木者，邵子云：松火，难瘥；柏火，伤神多汗；桑火，伤肌肉；柘火，伤气脉；枣火，伤内吐血；橘火，伤荣卫经络；榆火，伤骨失志；竹火，伤筋损目。大抵木火，只宜用之饮食。然亦有别故。《周礼·司爟》四时钻燧以取新火，依岁气而使无亢不及，以救时疾也。

神针火

心腹冷痛，风寒湿痹，附骨阴疽，凡在筋骨隐痛者，

---

① 戛（jiá 颊）：敲，敲打。《书·益稷》："戛击鸣球。"

② 哀牢夷：中国古代民族，东汉时聚居在永昌（今属云南）境内。因首领名哀牢而称哀牢人。哀牢人穿鼻儋耳，镂身文身，以龙为图腾，有著名的九隆神话。

针之。神针火者，五月五日取东引桃枝，削为木针，如鸡子大，长五六寸，干之。用时以绵纸三五层衬于患处，将针蘸麻油点着，吹灭，乘热针之，使火气直入病所，甚效。

火针

风寒筋急挛引痹痛，瘫缓不仁用之。火针者，《素问》所谓燔针、焠针也，张仲景谓之烧针。其法以灯草二七茎点麻油灯，将针频涂麻油，烧令通赤用之。冷反伤人，不能去病。其针须用火箸铁造之为佳。点穴墨记要明白，差则无功。《素问》云：病在筋，调之筋，燔针劫刺其下及筋急者①。病在骨，调之骨，焠针药熨之。《灵枢经》叙：十二经筋所发诸痹痛，皆云治在燔针劫刺，以知为度，以痛为输。李时珍曰：燔针乃为筋寒而急者设，以热治寒，正治之法也。而后世以针积块，亦假火气以散寒涸，而发出污浊也。或又以治痈疽者，则是以从治之法，溃泄其毒气也。昧者以治伤寒热病，则非矣。凡用火针，太深则伤经络，太浅则不能去病，要在消息得中。凡面上及夏月湿热在两脚时，皆不可用。

灯火

焠小儿惊风、昏迷、搐搦、窜视诸病。又治头风胀痛。油能去风解毒，火能通经。以灯心醮麻油点灯焠之，良。诸油烟皆损目，亦不治病。又小儿邪热在心，夜啼不止，以灯花三颗，灯心汤调，抹乳吮之。陆贾云：灯花爆而百事喜，治夜啼义殆取此。

---

① 燔针劫刺其下及筋急者：《素问·调经论篇》为“燔针劫刺其下及与急者”。此句前有“病在骨，调之骨。”

土　部

白垩

苦，温。疗女子寒热癥瘕，月闭积聚，取土之间气也。妇人带下等疾。土能胜湿，而白则兼入气分也。出邯郸山谷。时珍曰：处处有之，用烧白瓷坯者。土以黄为正色，则白者为恶，故名垩。后人讳之，呼为白善。煅研，盐汤飞过，晒干用。每垩二两，用盐一分。

黄土

甘，平。治泄痢冷热赤白，腹内绞痛，下血。解诸药及闭口椒①、野菌毒。土以黄为正色，三尺以上曰粪，三尺以下曰土。凡用当去上恶物，勿令入客水。刘跂《钱乙传》云：元丰中，皇子仪国公病瘛疭，国医未能治。长公主举乙入，进黄土汤而愈。神宗召见，问黄土愈疾之状。乙对曰：以土胜水，水得其平，则风自退尔。上悦，擢太医丞②。

东壁土

甘，温。治脱肛，温疟及泄利霍乱。陶弘景曰：此屋之东壁上土也，常先见日。陈藏器曰：取其向阳久干也。寇宗奭曰：久干之说不然。盖东壁先得太阳真火烘炙，故治瘟疫。初出少火之气

---

① 闭口椒：《本草纲目·土部》卷七“黄土”条作“合口椒”，《本经逢原·土部》卷一“黄土”条作“闭口椒”。

② 太医丞：古代医政官员名。太医令和太医丞合称为太医令丞，均是主管医药行政的高级长官。令为长官，丞为助手。杜佑《通典》载：“秦有太医令丞主医药。”

壮，及当午则壮火之气衰，故不用南壁而用东壁。按：向阳之说近似，但日起于东，先向阳宜西壁。又西壁土主呕吐哕逆等疾，令气下行，取日西时所照壁上土用之，则西壁者东壁也，而此东壁者西壁也。又考古方多用陈壁土，疑东字或系陈字之误，抑上文尚有向字亦未可知。南壁土，岭南治瘴疟，香椿散内用之。

蚯蚓泥

甘、咸，寒。治小儿阴囊忽虚热肿痛，以生甘草汁入轻粉末调涂之，或用薄荷汁和涂之。及蛇犬伤。加盐研傅之。

孩儿茶 一名乌爹泥，出南番爪哇暹罗诸国。乌爹乃番语也。今云南造者，云是细茶末入竹筒中，坚塞两头，埋污泥沟中，日久取出，捣汁熬成。其块小而润泽者为上，块大而焦枯者次之。

苦、涩，平。治清上膈热，化痰生津。涂金疮、一切诸疮，生肌定痛，止血收湿。

井底泥

治妊娠热病，取傅心下及丹田，可护胎气。并涂汤火疮。

螺蛳泥

治反胃、吐食。取螺蛳一斗，水浸取泥，晒干，每服一钱，火酒调下。

伏龙肝

辛，温。调中止血，去湿消肿。治咳逆反胃，吐衄崩带，尿血遗精，肠风痈肿，醋调涂。小儿脐疮，研傅。丹毒。腊月猪脂或鸡子白调傅。催生下胞。《博救方》：子死腹中，水调三钱服，其土当儿头上戴出。

一云灶中对釜月下黄土，正对釜脐久用炊饮者。一云灶额内火气积久结成如石，外赤中黄者。研细，水飞用。时珍曰：广济历作灶忌日云，伏龙在不可移作。则伏龙者，乃灶神也。《后汉书》言：阴子方①腊日晨炊而灶神见形。注云：宜市买猪肝泥灶，令妇孝。伏龙之义取此。临安陈舆言：砌灶时，纳猪肝一具于土，候其日久，与土为一，乃用之，始与名符。盖本于此。得阿胶、蚕砂，治妇人血漏；得附子、黄芩、阿胶，治便后血。

墨

辛，温。止血生肌，合金疮。治产后血晕，心闷气绝，以丈夫小便研浓服。崩中卒下血，醋磨服之。痈肿发，醋磨浓墨，涂四围，中以猪胆汁涂之。飞丝、尘芒入目。浓磨点之自出，或用灯心醮浓墨汁频卷之。

松烟所造，年远烟细者入药。窑突中墨烟并石油烟及粟草灰伪为者勿用。又，烟粗者亦不宜入药。

釜脐墨

辛，温。治中恶蛊毒，吐血血运，以酒或水温服三钱。卒心痛，童便调下二钱。舌肿，和酒涂之。阳毒发狂。黑奴丸用之，与灶突墨、梁上尘同合，诸药为其功用相近耳。涂金疮止血生肌。

百草霜　一名灶突墨。乃灶额及烟炉中墨烟也。烧百草者，其质轻细，故谓之霜。

---

① 方：原作“万”，据《本草纲目·土部》卷七“伏龙肝”条改。

辛，温。**止血**，鼻衄者，水调涂之。红见黑则止，水克火也。**消积。治诸血病，伤寒阳毒发狂，黄疸，疟痢，噎膈，咽喉口舌诸疮**。取其火化从治之义。

冬灰乃灶中所烧薪柴之灰也。

辛，微温，有毒。**治去黑子、疣、息肉、疽，蚀疥瘙。又大下水肿**，煮豆食。**心腹冷气痛及血气绞痛**，醋和热灰熨之，冷即易。**犬咬**，热灰傅之。**溺死**，人溺水死，用灶中灰一石埋之，从头至足，惟露七孔，良久即苏。盖灰性暖而能拔水也。**冻死**。堕水冻死，只有微气者，勿以火灸①。用布袋盛热灰，放在心头，冷即换。待眼开，以温酒与之。

金部

金

辛，平。**镇精神，安魂魄。治惊痫风热、肝胆之病**。肝经风热，则为惊痫失志，魂魄飞扬。肝属木而畏金，与心为子母之脏，故其病同源一治。

丸散用箔为衣，生金屑有毒，能杀人。中其毒者，鹧鸪肉可解之。**煎剂加入药煮**。未经煅炼者，切不可用。首饰有油腻亦非所宜。**畏水银**。黄金遇水银而变白，得火回其本色。

银

辛，平。**定心神，止惊悸，小儿癫疾狂走，妇人胎动**

---

① 灸：《本草纲目·土部》卷七“冬灰”条作“炙”。

不安。煮水，入葱白、粳米作粥食之。雷敩曰：凡使金银铜铁，只可浑安在药中，借气生药力而已，勿入药服，能消人脂。

畏磁石，恶锡。

自然铜

辛，平。主折伤，续筋骨，散瘀止痛。宗奭曰：有人以自然铜饲折翅胡鹰，后遂飞去。今人打扑损折，同当归、没药各半钱，以酒调服，仍手摩病处。时珍曰：接骨之后不可常服，即便理气活血可尔。

产铜坑中，火煅、醋淬七次，细研，甘草水飞用。又赤铜落，即打铜落下之屑，与自然铜同类，亦能接骨。

铜绿即铜青。

酸，平，微毒。吐风痰，合金疮，止血。治恶疮、疳疮，杀虫。

用醋制铜，刮用。

古镜

辛，平。辟邪魅，定惊痫。古镜如古剑，若有神明，故能辟邪魅，定惊痫。治小儿诸恶。煮汁和诸药服。

文字弥古者佳。

锡铜镜鼻　酸，平。治女子血闭，癥瘕，伏阳①，绝孕。陶弘景曰：古无纯铜作镜，皆用锡杂之，即今破古铜镜鼻尔。用

---

① 伏阳：《千金翼方》卷二、《重修政和经史证类备用本草·玉石部》卷五“铜锡镜鼻”条作“伏肠”。

之当烧赤纳酒中①。若醯中出入百遍，乃可捣也。又镜锈②，即镜上绿，腋臭及下疳疮，同五倍子末等分，米泔洗后傅之。

古文钱

辛，平。疗风赤眼，赤目肿痛，以生姜去皮，以古青铜钱刮汁点之，立愈。但初点甚苦，热泪蔑面，然终无损。惟作疮者与肝肾虚内障生花者，不可用也。妇人逆产，五淋。煮汁用之。

铅

甘，寒。禀北方癸水之气、阴极之精，内通于肾。安神解毒，坠痰杀虫，乌须制为梳，以梳须。明目。

铅丹即黄丹。 咸，寒。内用坠痰去怯，消积杀虫，治惊痫疟痢；外用解热拔毒，去瘀长肉。熬膏必用之药。用水漂去盐硝砂石，微火炒紫色，摊地上，去火毒用。

铅粉主治略同。一名胡粉。时珍曰：铅粉可代黄丹熬膏。然未经盐矾火煅，又有豆粉、蛤粉杂之，只入气分，不入血分也。

密陀僧

咸，辛，平。坠痰镇惊，止血散肿，消积杀虫，疗肿毒，愈冻疮，熟桐油调敷。解狐臭，油调擦腋。以馒头蒸熟劈开，掺末夹腋下亦佳。染髭须。

出银冶中，难得。此物感银铅之气，积久而成。今用者乃

---

① 用之当烧赤纳酒中：《重修政和经史证类备用本草·玉石部》卷五“铜锡镜鼻”条本句后有“饮之”。

② 镜锈：《本草纲目·金石部》卷八“古镜”条作“镜锈”。

倾银炉底。入药煮一伏时。

锡

甘，寒，微毒。锡为砒母，故新造锡器不可盛酒越宿。制瓶藏药，须旧锡杂铅乃佳。治恶毒风疮。错①为末和青木香傅之。

铁

辛，平。定惊疗狂。治下部脱肛。散瘀血，消丹毒。诸草木药多忌之。李时珍曰：补肾药尤忌之。

畏磁石、皂荚。

铁落煅时砧上打落者。　治善怒发狂。时珍曰：铁于五金色黑配水，而其性则制木。《素问》治阳气太盛、病狂善怒者用生铁落，正取伐木之义。

铁精出锻②灶中，紫色，如尘飞起者。　平，微温。疗惊悸，定风痫。

铁绣③此铁上赤衣。　平肝消肿。治恶疮疥癣，和油涂之。及口舌诸疮，水调傅。蜘蛛、蜈蚣虫咬。蒜磨涂之。

铁华粉取钢铁作叶，如笏或团，平面磨错，令光净，以盐水洒之，于醋瓮中，阴处埋之，百日后铁上衣生，即成粉矣。刮取细研，合和诸药。　咸，平。安心神，坚骨髓，强志力，除风邪。妇人产后阴挺不收，和冰片研水傅之。

---

① 错：通"锉"，用锉刀锉。清·王韬《淞滨琐话·金玉蟾》："填海补天还易事，只愁铸铁错难成。"

② 锻：《本草纲目·金石部》卷八"铁精"条作"煅"。

③ 铁绣：《本草纲目·金石部》卷八"铁锈"条作"铁锈"。

针砂此作针家磨鑢①细末，须真钢砂乃堪入药。**消水肿、黄疸、瘿瘤，乌髭发。**乌发方多用之。

石　部

玉

甘，平。润心肺，止烦渴，李珣曰：宜共金、银、麦冬等同煎服，有益。**灭瘢痕，**日日摩擦，久则自退。**去目翳。**研细，水飞用。又珊瑚、玛瑙、宝石、玻璃、水晶为屑，水飞皆能磨翳，不独玉屑为然也。

云母

甘，平。下气补中，坚肌续绝。治劳伤疟痢，疮肿痈疽。同黄丹熬膏贴之。

有五色，以色白光莹者为上。色白主肺。**泽泻为使。得蜀漆、龙骨，治牝疟多寒。恶羊肉。**

白石英

甘、辛，微温。入手太阴、手足阳明经气分。利小便，实大肠。治肺痈吐浓②，咳逆上气。

状类紫石英，以六棱莹白如水晶者佳。得朱砂，治惊悸；得磁石，治耳聋。畏附子，恶黄连。紫石英畏、恶同。

---

①　磨鑢（lǜ律）：磋磨。《广雅·释诂三》："鑢，磨也。"汉·郑玄笺："玉之缺尚可磨鑢而平。"

②　浓：《本草纲目·金石部》卷八"白石英"条、《本草备用·金石水土部》卷四"白石英"条均作"脓"。

紫石英

甘，温。《别录》①：辛。入手少阴、足厥阴经血分。镇心重以去怯。益肝。湿以去枯。女子血海虚寒不孕者宜之。冲为血海，任主胞胎。《经疏》云：女子系胞于肾及心包络，虚则风寒乘之，故不孕。紫石英辛温走二经，散风寒，为暖子宫之要药。

色淡紫莹澈②，五棱大块者良。火煅醋淬七次，研末水飞用。张路玉曰：经火则毒生，研极细，水飞三次用。

丹砂一名朱砂。

甘，微寒。外显丹色，内含真汞。不热而寒，离中有坎；不苦而甘，火中有土。入手少阴经。泻邪热，李东垣曰：凡心热者非此不能除。王好古③曰：乃心经血分主药。镇心清肝，明目发汗，汗为心液。定惊祛风，辟邪解毒，胎毒、痘毒宜之。止渴安胎。《普济方》：用末一钱，和鸡子白三枚，搅匀顿服。胎死即出，未死即安。《博救方》：水煎一两，研，酒服，能下死胎。

辰④产，明如箭镞者良。名箭头砂。细研，水飞三次用。生用无毒，火炼则有毒，服饵常杀人。得南星、川乌祛风。时珍曰：同远志、龙骨之类养心气；同丹参、当归之类养心血；同地黄、枸杞之

---

① 别录：即《名医别录》。原书早佚，但其有关内容仍可从后世的《大观本草》《政和本草》中窥知。

② 莹澈：莹洁透明。“莹澈”，《本草备要》卷四“紫石英”条作“莹彻”。

③ 王好古：元代医学家。字进之，号海藏，元代赵州（今河北省赵县）人，撰《医垒元戎》《汤液本草》等。

④ 辰：指湖南辰州。朱砂以湖南辰州产者为最佳，故又称辰砂。

类养肾；同厚朴、川椒之类养脾。恶磁石，畏咸水，忌一切血。

水银一名汞。

辛，寒，有毒。功专杀虫。治疮疥虮虱，性滑重，直入肉，头疮切不可用，恐入经络，令人筋骨拘挛。解金银铜锡毒。能杀五金。

从丹砂烧煅而出，熔化还复为丹。若撒失在地，以川椒末或茶末收之。畏磁石、砒霜。

轻粉

辛，冷。时珍曰：温燥有毒。杀虫治疮，劫痰消积。能消涎积。十枣汤加大黄、牵牛，名三花神佑散。善入经络，瘛疭药多用之。时珍曰：水银阴毒，用火煅丹砂而出，再加盐、矾，炼为轻粉。轻扬燥烈，走而不守。用治杨梅毒疮，虽能劫风痰湿热，从牙龈出，邪郁暂解。然毒气窜入经络，筋骨血液耗亡，筋失所养，变为筋挛骨痛，痈肿疳漏，遂成废痼，贻害无穷。上下齿龈，属手足阳明肠胃经。毒气循经上行，至齿龈薄嫩之处而出。

土茯苓、黄连、黑铅、铁浆、陈酱，能制其毒。

银朱功过同。

雄黄

辛，温，有毒。入足阳明经，又入足厥阴经气分。搜肝强脾，解百毒，辟百邪。治惊痫痰涎，头痛眩运，暑疟澼痢，泄泻积聚。虞雍公允文①感暑痢，连月不瘥。忽梦至一处，见一人如仙官，延之坐。壁间有药方，其词云：暑毒在脾，湿气连脚。不泄则痢，不痢则疟。独炼雄黄，蒸饼和药，甘草作汤，食之安乐。别作治疗，医家大错。遂依方用雄黄水飞九度，竹筒盛，蒸七次，研末，蒸饼和丸梧子大。每甘草汤下七丸，日三服，果愈。又化腹中瘀血，杀虫，治痨疳、疮疥、蛇伤。

赤似鸡冠，明彻不臭，色黑烧之臭者，为熏黄，只堪熏疮疥，杀虫。重三五两者良。孕妇佩之，转女成男。醋浸，入莱菔汁煮干用。得黑铅，治结阴；得朱砂、猪心血，治癫痫。

雌黄功用略同。韩保升曰：雌黄法土，故色黄而主脾。吴普曰：雄黄生山之阳。时珍曰：雌黄生山之阴。服食家重雄黄，取其得纯阳之精。雌黄则兼有阴气，治病功亦仿佛。

石膏

甘、辛，大寒。入足阳明、手太阴、少阳经气分。寒能清热降火，辛能发汗解肌，甘能缓脾益气，生津止渴。治伤寒郁结无汗，阳明头痛，发热恶寒，日晡潮热，肌肉壮热，《经》云：阳盛生外热。小便赤浊，大渴引饮，中暑自汗，能发汗，又能止自汗。舌焦胎厚无津。牙痛。阳明经热，为末擦牙固齿。又胃主肌肉，肺主皮毛，为发斑、发疹之要品。

---

① 虞雍公允文：虞允文，字彬甫，封为“雍国公”，仁寿（今属四川）人，南宋抗金名臣。

色赤如锦纹者为斑，隐隐见红点者为疹，斑重而疹轻。率由胃热，然亦有阴阳二症，阳症宜用石膏。又有内伤阴症见斑疹者，微红而稀少，此胃气极虚，逼其无根之火游行于外，当补益气血，使中有主，则气不外游，血不外散。若作热治，死生反掌，医者宜审。**但用之鲜少，则难见功**。白虎汤以之为君，或自一两加至四两。竹叶、麦冬、知母、粳米，亦加四倍。甚者加芩、连、柏，名三黄石膏汤。虚者加人参，名人参白虎汤。**然能寒胃，胃弱血虚及病邪未入阳明者禁用**。成无己解大青龙汤曰：风，阳邪伤卫；寒，阴邪伤营。营卫阴阳俱伤，则非轻剂所能独散，必须重轻之剂同散之，乃得阴阳之邪俱去，营卫俱和。石膏乃重剂，而又专达肌表也。东垣曰：石膏足阳明药，仲景用治伤寒阳明症，身热、目痛、鼻干、不得卧，邪在阳明，肺受火制，故用辛寒以清肺气。所以有白虎之名，肺主西方也。汪讱庵曰：阳明主肌肉，故身热；脉交頞中，故目痛；脉起鼻，循鼻外，金燥，故鼻干；胃不和，则卧不安，故不得卧。然亦有阴虚发热，及脾胃虚劳，伤寒阴盛格阳，内寒外热，类白虎汤症，误投之不可救也。阴盛格阳，阳盛格阴二症，至为难辨。盖阴盛极而格阳于外，外热而内寒；阳盛极而格阴于外，外冷而内热。《经》所谓重阴必阳，重阳必阴，重寒则热，重热则寒是也。当于小便分之：便清者，外虽燥热，而中实寒；便赤者，外虽厥冷，而内实热也。再看口中之燥润、舌胎①之浅深。胎黄黑者为热，宜白虎汤。然亦有胎黑属寒者，舌无芒刺，口有津液也，急宜温之。误投寒剂则殆矣。

亦名寒水石。时珍曰：古方所用寒水石是凝水石，唐宋诸方

① 舌胎：《本草备用·金石水土部》卷四“石膏”条作“舌苔”。

用寒水石即石膏。凝水石乃盐精渗入土中，年久结成，清莹有棱，入水即化。辛咸大寒，治时气热盛，口渴水肿。**莹白者良。研细，甘草水飞用。**近人因其寒，或用火煅，则不伤胃。味淡难出，若入煎剂，须先煮数十沸。**得桂枝，治温疟；得苍术，治中暍。鸡子为使。恶巴豆，畏铁。**

滑石

甘，寒。入足太阳经。甘益气、寒泻热，又滑利窍、淡渗湿。治留结[1]，中暑积热，呕吐烦渴，黄疸水肿，脚气淋闭，偏主石淋。**水泻热痢，**六一散加红曲治赤痢，加干姜治白痢。**吐血衄血，诸疮肿毒。**时珍曰：滑石利窍，不独小便也。上开腠理而发表，是除上中之湿热；下通膀胱而行水，是除中下之湿热，为荡热除湿之剂。热去则三焦宁而表里和，湿去则阑门开而阴阳利矣。刘河间：益元散，通治上下表里诸病，盖是此意。益元散，一名天水散，一名六一散，取天一生水、地六成之之义。滑石六钱，甘草一钱，或加辰砂。滑石治渴，非实止渴，资其利窍，渗去湿热，则脾胃中和而渴自止耳。若无湿，小便利而渴者，内有燥热，宜滋润。或误服此，则愈亡其津液而渴转甚矣。故好古以为至燥之剂。

白而润者良。得粉甘草，解中暑，止泄泻。

赤石脂

甘、酸，温。入手足阳明经。益气调中，止血固下。《经疏》云：大小肠下后虚脱，非涩剂无以固之。其他涩药轻浮，不

---

① 留结：痰核留结证。痰浊结块，留滞不消，以颈项等处皮下生核，甚或成串，圆滑质硬、推之可移、不红不热不痛，苔腻，脉弦滑等为常见症。

能达下，惟赤石脂体重而涩，直入下焦阴分，故为久痢泄澼要药。仲景桃花汤用之，加干姜、粳米。疗肠澼泄痢，崩带遗精，痈痔溃疡，收口长肉，催生下胎。《经疏》云：能去恶血，恶血化，则胞胎无阻。东垣云：固肠胃有收敛之能，下胎衣无推荡之峻。又云：胞胎不出，涩剂可以下之。此指日久去血过多无力迸下，故取重镇。设血气壅滞而胞衣不出，又非石脂所宜也。

以细腻黏舌、缀唇者良。研粉，水飞用。或火煅。得蜀椒、附子，治心痛彻骨。恶芫花，畏大黄、松脂。《本经》：石脂五种，各随五色入五脏，主疗大抵相同。并畏黄芩、大黄、官桂。惟赤白二种，时用尚之。赤入血分，白入气分。其白者，敛肺气、涩大肠，《金匮》风引汤用之，专取以杜虚风复入之路也。

炉甘石

甘，温。入足阳明经。止血消肿，收湿除烂，退赤去翳，为目疾要药。

产金银坑中。状如羊脑，松似石脂。煅红，童便淬七次，研粉，水飞用。

无名异

甘，平。治金疮伤折，痈疽肿毒，醋磨涂。止痛生肌。人受杖时，服三五钱，不甚痛伤。

生川广。小黑石子也，一包数百枚。

石钟乳

甘，温。入足阳明经气分。强阴益阳，通百节，利九窍，补虚劳，下乳汁。丹溪曰：石钟乳为慓悍之剂。时珍曰：服之能令人阳气暴充，饮食倍进，形体壮盛。然须命门真火衰者可偶用之。若藉以恣欲，多服久服，难免淋渴痈疽。

出洞穴中，石液凝成，下垂如冰柱。通中轻薄，如鹅翎管，碎之如爪甲光明者真。以甘草、紫背天葵煮一伏时，细研，水飞，再研用。未经炼者令人淋。蛇床为使。恶牡丹，畏紫石英。忌参、术、羊血、葱、蒜、胡荽①。

石灰

辛，温。散血定痛，止血神品也，但不可着水，着水即烂肉。生肌长肉。治金疮，腊月用黄牛胆汁和，纳胆中，阴干用。蚀恶肉，灭瘢疵，和药点痣。杀疮虫。有人脚肚生一疮，久遂成漏，百药不效，自度必死。一村人见之，曰：此鳝漏②也，以石灰温泡熏洗，觉痒即是也。洗不数次，果愈。

风化不夹石者良。又圹灰，火毒已出，主顽疮脓水淋漓，敛疮口尤妙。

浮石一名海石。

咸，寒。润下降火。除上焦痰热，止嗽止渴，通淋，消瘿瘤结核。顽痰所结，咸能软坚。俞琰《席上腐谈》云：肝属木，当浮而反沉；肺属金，当沉而反浮，何也？肝实而肺虚也。故石入水则沉，而南海有浮水之石；木入水则浮，而南海有沉水之香，虚

① 胡荽：原作“胡妥”。据《本草备要·金石水木部》卷四“钟乳”条改。

② 鳝漏：病名，由于湿热内搏，外感风邪，滞于肌肤，留于血脉而成。常发于小腿肚。原作“膳浊”，据《本草备要·金石水木部》卷四“石灰”条改。

实之反如此。

水沫日久结成。海中者味咸最良。

阳起石

咸，温。入右肾命门气分。治阴痿精乏，子宫虚冷，腰膝冷痹，水肿癥瘕。

出阳起山。此山常有温暖气，虽盛冬大雪，独无积白，石气熏蒸使然。以云头雨脚、鹭鸶毛、色白滋润者良。置大雪中倏然没者为真。火煅，醋淬七次，研粉，水飞用。亦有用烧酒、樟脑升炼取粉者。桑螵蛸为使。恶泽泻、菌桂，畏菟丝子，忌羊血。

磁石

辛，咸。入足少阴经。补肾益精，除烦祛热，通耳明目。耳为肾窍，肾水足则目明。治羸弱周痹，骨节痠痛，肾主骨。惊痫重镇怯。肿核，咸软坚。误吞针铁，末服。止金疮血。《十剂》曰：重可去怯，磁石、铁粉之属是也。《经疏》云：石药皆有毒，独磁石冲和，无悍猛之气，又能补肾益精。然体重，渍酒优于丸散。时珍曰：一士病，目渐生翳，珍以羌活胜湿汤加减，而以磁朱丸佐之，两月而愈。盖磁石入肾，镇养真阴，使神水不外移；朱砂入心，镇养心血，使邪火不上侵；佐以神曲，消化滞气，温养脾胃生发之气，乃道家黄婆①媒合婴、姹②之理。方见孙真人《千金方》，

---

① 黄婆：脾也。道教认为脾内涎能养其他脏腑所以叫黄婆。

② 婴、姹：婴，婴儿；姹，姹女。是道教外丹术语。“婴儿”指“铅”，“姹女”指朱砂。“婴儿”与“姹女”常合用。

但云明目，而未发出用药微义也。黄婆，脾也；姹女，心也；婴儿，肾也。

色黑能吸铁者真。火煅醋淬，碾末水飞用。或醋煮三日夜用。柴胡为使。得熟地、山萸肉，治耳鸣。杀铁、消金，恶牡丹。

代赭石

苦，寒。入肝与心包络二经血分。养血气，平血热，吐衄崩带，胎动产难，小儿慢惊，赭石半钱，冬瓜仁汤调服。金疮长肉。仲景治伤寒，汗吐下后，心下痞硬噫气，用代赭旋覆汤。取其重以镇虚逆，赤以养阴血也。今人用治膈噎甚效。

煅红醋淬，水飞用。干姜为使，畏天雄、附子。

禹余粮

甘，平。甄权曰：咸。入手足阳明经血分。治咳逆下痢，血闭血崩，能固下，成无己曰：重可去怯，禹余粮之重，为镇固之剂。李时珍曰：其性涩，故主下焦。李知先①诗：下焦有病人难会，须用余粮赤石脂。又能催生。

石中黄粉，生于池泽。无沙者良。牡丹为使。得赤石脂，治伤寒下利；得干姜，治赤白带下；得牡蛎、乌贼鱼骨、桂心，治崩中漏下。

---

① 李知先：南宋医家。字元象，号双钟处士，陇西（今属甘肃）人。对《伤寒论》颇有研究，尝以歌括形式论述《南阳活人书》，一证一歌或二、三歌不等，撰《南阳活人书括》。

空青

甘、酸，寒。益肝明目，苏颂曰：治眼翳障为最要之药。通窍利水。

产金坑、铜坑中。大块中空有水者良。畏菟丝子。又曾青，曾音层，其青层层而出故名。治目，义同空青。扁鹊治积聚留饮有层青丸。

石胆一名胆矾。

酸、涩、辛，寒。入足少阳经。能涌吐风热痰涎，发散风木相火。又能杀虫。治喉痹醋调咽，吐痰涎立效。咳逆，痉痫崩淋及牙虫、疮毒、阴蚀①。

产铜坑中。乃铜之精液，故能入肝胆治风木。磨铁作铜色者真。形似空青，鸭嘴色为上。市人多以醋揉青矾伪之。得乳香、没药、大枣，敷杨梅毒。畏桂、芫花、辛夷、白微。

礜石

辛，大热，有毒。治冷湿风痹，瘙痒积年者。苏恭曰：攻积冷之病最良。《别录》曰：不炼服杀人。时珍曰：性气与砒石相近。

有苍、白数种。置水不冻者真。此石能拒火，火烧但解散，不能脱其坚。恶羊血。

砒石一名信石。生者名砒黄，炼者名砒霜。

辛、酸，大热，大毒。砒霜尤烈。入丹丸，截疟除

---

① 阴蚀：病名。亦名阴中生疮、阴疮、阴蚀疮等。

哮。外用蚀败肉、杀虫枯痔。凡头疮及诸疮见血者不可用，此毒入经必杀人。

畏绿豆、冷水、羊血。中其毒者以生羊血解之，冷水多灌亦解。若犯火酒必不可救。今之收瓶酒者，往往以砒烟熏瓶，则酒不坏，使饮酒者潜受其毒，亦嗜利不仁之尤也。用作吐药，或过剂，以绿豆汁兼冷水饮之。误食者必死。奈何以必死之药治必不死之病，岂不殆哉？

礞石

甘、咸，有毒。入足厥阴经。平肝下气，利痰止惊。吐痰水上，以石末掺之，痰即随下。王隐君有礞石化痰丸，能治百病。礞石、焰硝各二两，煅研，水飞净一两，大黄酒蒸八两，黄芩酒洗八两，沉香五钱，为末，水丸，量虚实服。时珍曰：风木大①过，来制脾土，气不运化，积滞生痰，壅塞上中二焦，变生诸病。礞石重坠，硝性疏快，使痰积通利，诸症自除。气弱脾虚者禁服。

坚细青黑，色青入肝力胜，色黄者兼脾，次之。中有白星点。硝石煅过，煅至硝尽，石色如金为度。如无金色者不入药。杵细，水飞，去硝毒用。

花乳石②

酸、涩，平。入足厥阴经血分。能化瘀血为水，止金疮出血，刮末傅之即合，仍不作脓。《局方》治损伤诸血，胎产恶血

① 大：通“太”，按：《骈雅训纂》五《释名称》：“古人太字多不加点，如‘大极’、‘大素’、‘大室’、‘大庙’、‘大学’之类，后人加点，以别小大之大，遂分别为二矣。”

② 花乳石：亦作花蕊石。

血运，有花乳石散。**下死胎胞衣。**恶血化则胞胎无阻。

体坚色黄，中有淡白点。煅研，水飞用。

石蟹

咸，寒。入足厥阴经。水磨点青盲目翳，醋磨傅痈肿，解一切金石药毒，熟水磨服。

质石与蟹相似。细研，水飞用。得羚羊角、决明，治胬肉攀睛。

石燕

甘，寒。疗眼目障翳，磨水不时点之。**热淋，**煮汁饮之。**难产。**两手各把一枚即下，或磨汁饮。

出零陵、祁阳江畔沙滩上，状类燕而有文。圆大者为雄，长小者为雌。俗云因雷雨则自石穴中出，随雨飞坠者，妄也。又钟乳穴中禽石燕似蝙蝠者，食乳汁能飞，或指此而言。其性助阳，非此石燕也。

卤石部

食盐

咸、甘、辛，寒。咸润下，故通大小便；咸走血而胜热，故治目赤痈肿，血热热疾；咸补心，故治心虚；以水制火，取既济之义，故补心药用盐炒。一人病笑不休，用盐煅赤煎沸，饮之而瘳。《经》曰：神有余则笑不休。神，心火也。用盐，水制火也。一妇病此半年，张子和亦用此法而愈。**咸入肾而主骨，**故补肾药用盐汤下。**故坚肌骨，治骨病齿痛；**擦牙亦佳，清火固齿。齿缝出血，夜以盐厚傅龈上，沥涎尽乃卧。或问咸能软坚，何以坚肌骨？不知骨消筋缓，皆因湿热。热淫于内，治以咸寒。譬如生肉易溃，得盐性咸寒，则能坚久不坏也。**咸润燥而辛泄肺，**煎盐用皂角收，故味微辛。**故治痰饮喘逆；**《本经》治喘逆，惟哮症忌之。**咸软坚，故治结核积聚。又能涌吐、醒酒，**水胜火。**解毒，**火热即毒也，能散火凉血。**杀虫，**经验方：一人中蚓毒，每夕蚓鸣于体，一僧教以盐汤浸身，数次而愈。**定痛止痒。**体如虫行，风热也，盐汤浴三四次佳。亦治一切风气。凡汤火伤，急以盐末掺之，护肉不坏，再用药傅。**多食伤肺走血，渗津发渴。**《经》曰：咸走血，血病毋多食咸。食咸则口干者，为能渗胃中津液也。**凡血病哮喘、水肿、消渴人为大忌。**盐品甚多，或生于海，或生于池，或生于井。又戎盐生于土，崖盐生于山崖，石盐生于石，木盐生于树，蓬盐生于草。造化生物之妙，殊难尽知。《周礼》盐人掌盐之政令，以共百事之盐。有苦盐、散盐、形盐、饴盐之别。苦盐出于池，其盐为颗，未炼制者，其味咸苦。散盐出于海及井，并煮鹼而成者，其盐皆散末。形盐，筑盐以为虎形，即《左传》王使周公阅来聘飨有形盐。辞曰：盐，虎形是也。饴盐，盐之恬①者。今戎盐有焉，或云以饴拌成者。

青盐即戎盐。

甘、咸，寒。入足少阴经。助水脏，平血热。治目痛赤涩，吐血溺血，齿舌出血，坚骨固齿。擦牙良。余同食

① 恬：通“甜”。

盐。时珍曰：不经煎炼而味咸带甘，入药似胜。

方棱、明莹、色青者良。得杜仲、补骨脂，能补肝阳；得川椒，能明目。

玄精石

甘、咸，寒。治上盛下虚，救阴助阳，有扶危拯逆之功。正阳丹，用治伤寒壮热。来复丹，用治伏暑热泻。

咸卤所结，青白莹彻，片皆六棱者良。此石禀太阴之精，与盐同性，形皆六出①，象老阴②之数也。今所用者多是绛石，非玄精也。

朴硝　芒硝朴硝即皮硝

苦、辛，大寒。甄权曰：咸。辛能润燥，咸能软坚，苦能下泄，大寒能除热。朴硝酷涩性急，芒硝经炼稍缓，能荡涤三焦、肠胃实热，推陈致新。致新则泻亦有补，与大黄同。盖邪气不除，则正气不能复也。治阳强之病，伤寒《经》曰：人之伤于寒也必病热，盖寒郁而为热也。疫痢，积聚结癖，留血停痰，黄疸淋闭，瘰疬疮肿，目赤障翳。通经堕胎。《信效方》：治妇人难产及死胎不下，用芒硝末二钱，童便温服，无不效者。一猫，子死腹中，用此灌之，即下。又治一牛，亦下。《经疏》曰：

---

① 六出：谓一花生六瓣，此谓形似食盐的六面体。宋·陆游《二友》诗："清芬六出水栀子，坚瘦九节石菖蒲。"

② 老阴：《周易》以变者为占，故称九、称六。阳数有七有九，阴数有八有六，但七为少阳，八为少阴，质而不变，所以老阳数九，老阴数六者。相对稳定、静止的阴（阳）数叫做少阴（阳），将其中发生变化、运动的阴（阳）数叫做老阴（阳）。六、九被看作是老阴、老阳。

硝者，消也。五金八石皆能消之，况脏腑之积聚乎？其直往无前之性，所谓无坚不破，无热不荡者也。病非热邪深固，闭结不通，不可轻投，恐误伐下焦真阴故也。成无己曰：热淫于内，治以咸寒。气坚者以咸软之，热盛者以寒消之。故仲景大陷胸汤、大承气汤、调胃承气汤，皆用芒硝以软坚，去实热。结不至坚者，不可用也。佐之以苦，故用大黄相须为使。许誉卿曰：芒硝消散，破结软坚。大黄推荡，走而不守。故二药相须，同为峻下之剂。王好古曰：本草言芒硝堕胎，然妊娠伤寒可下者，兼用大黄以润燥，软坚泻热，而母子相安。《经》曰：有故无殒，亦无殒也。此之谓欤！谓药有病当之，故母与胎俱无恙也。

硝生于卤地，刮取煎炼，在底者为朴硝，在上有芒者为芒硝。又有牙者为马牙硝，功同芒硝。置风日中，消尽水气，轻白如粉，为风化硝。时珍曰：风化硝，甘缓轻浮，能治上焦心肺痰热而不泄利。**大黄为使**。《本经》《别录》：朴硝、硝石虽分为二种，而气味主治略同。后人辨论纷然，究无定指。时珍曰：惟《开宝本草》以硝石为地霜炼成，而芒硝、马牙硝是朴硝炼出者，足破诸家之惑。

玄明粉

辛、甘，冷。去胃中实热，荡肠中宿垢①。润燥破结，消肿明目。血热去，则肿消而目明。又泻痢不止，用大黄、玄明粉以推荡之，而泻痢反止。盖宿垢不净，疾终不除，《经》所谓通因通用也。**胃虚无实热者禁用**。

---

① 垢：原作“姤”，据《本草纲目·石部》卷十一“玄明粉”条、《本草备要·金石水木部》卷四“玄明粉”条改。

以朴硝煎化去滓，同莱菔煮，再同甘草煎，入罐火煅制用。去其咸寒之性。阴中有阳，性稍和缓。大抵用代朴硝。忌苦参。

硇砂

咸、苦、辛，热，有毒。消食破瘀。治噎膈癥瘕，去目翳努肉，暖子宫，助阳道。性大热，能烂五金。《本草》称其能化人心为血，亦甚言不可多服耳。凡煮硬肉，投少许即易烂，故治噎膈、癥瘕、肉积有殊功。《鸡峰方》云：人之脏腑多因触冒成病，而脾胃最易受触。饮食过多，则停滞难化。冷热不调，则呕吐泻利，而膏粱者为尤甚。口腹不节，须用消化药。或言饮食既伤于前，难以毒药反攻其后，不使硇砂、巴豆等，只用曲蘖之类。不知古今立方用药，各有主对。曲蘖止能消化米谷，如伤肉食，则非硇砂、阿魏不能治也；如伤鱼蟹，须用橘叶、紫苏、生姜；伤菜果，须用丁香、桂心；伤水饮，须用牵牛、芫花。必审所伤之因，对用其药，则无不愈。其间多少，则随患人气血以增损之而已。又有虚人沉积，不可直取，当以蜡匮其药。盖蜡能久留肠胃，又不伤气，能消磨至尽也。又有脾虚饮食迟化者，止宜补养脾胃，自能消磨，更不须用克化药耳。病久积聚成癥瘕者，须用三棱、鳖甲之类。寒冷成积者，轻则附子、厚朴，重则礜石、硫磺。瘀血结块者，则用大黄、桃仁之类，用者详之。

卤液结成，状如盐块，白净者良。水飞过，醋煮干如霜，刮下用。畏浆水，一切酸。忌羊血。

蓬砂

甘，微咸。除上焦胸膈痰热，生津止嗽，喉痹口齿诸病。初觉喉中肿痛，含化咽津，则不成痹。**能柔五金而去垢腻，故治噎膈积块，结核努肉，目翳骨硬**①。昔人因骨硬，百计不下，取含咽汁，脱然如失，软坚之征。

出西南番。西者白如明矾，味焦功缓。**南者黄如桃胶**。味和效速。**制汞、哑铜**。蓬砂、硇砂，并可作金银焊。

石硫磺

酸，温，有毒。入手足少阴经。暖精壮阳，补命门真火不足。如阳气暴绝，阴毒伤寒，久患寒泻，脾胃虚寒，命欲垂尽者，用之亦救危妙药也。**又能疏利大肠**。热药多秘，唯硫磺暖而能通；寒药多泄，惟黄连肥肠而止泻。**治寒痹冷癖，足寒无力，老人虚秘，《局方》用半硫丸。妇人阴蚀，小儿慢惊。辟鬼魅，杀疥虫，疗恶疮**。王好古曰：太白丹、来复丹皆用硫磺，佐以硝石。至阳佐以至阴，与仲景白通汤佐以人尿、猪胆汁意同。所以治内伤生冷，外冒暑湿，霍乱诸病，能除扞格②之寒兼有伏阳，不得不尔。如无伏阳，只是阴虚，更不必以阴药佐之。洪迈《夷坚志》云：唐与正③亦知医，能以意治病。吴巡检病不得溲，卧则微通，立则不能涓滴，遍用通药不效。唐问其平日自制黑锡丹常服，因悟曰：此必结砂时，硫飞去，铅不死，铅砂入膀胱，卧则偏重犹可溲，立则正塞水道，故不通。取金液丹三百粒，分十服，瞿麦汤下。铅得硫则化，水道遂通。硫能化铅为水，修炼家谓为金液丹。

① 硬：《本草备要·金石水土部》卷四“蓬砂”作“鲠。”

② 扞格：抵触，格格不入。宋·苏轼《策略五》：“器久不用而置诸箧笥，则器与人不相习，是以扞格而难操。”

③ 唐与正：宋代医生。善治奇疾，生平不详。

色黄莹净者佳。以莱菔剜空，入硫合定，糠火煨熟，去其臭气；以紫背浮萍煮过，消其火毒；以皂荚汤淘其黑浆用。或以绢袋盛，酒煮三日夜用；或入猪大肠烂煮三时用；或入豆腐中煮七次用；或入童便中浸七日，细研，水飞用。得半夏，治久年哮喘；得艾叶，治阴毒伤寒；得乌贼、五味，傅妇人阴脱。畏细辛、诸血、醋。中其毒者，以黑锡煎汤解之，及食冷猪血。

土硫磺辛热、腥臭，止可入疮药，不可服饵。

白矾

酸、咸，寒。甄权曰：涩凉。燥湿追涎，化痰坠浊，解毒生津，除风杀虫，止血定痛，通大小便，蚀恶肉，生好肉，除痼热在骨髓。髓为热所劫则空，故骨痿而齿浮。治惊痫黄疸，血痛喉痹，齿痛风眼，鼻中息肉，崩带脱肛，阴蚀阴挺，阴肉挺出，肝经之火。疔肿痈疽，瘰疬疥癣，虎犬蛇虫咬伤。多服损心肺，伤骨。宗奭曰：却水故也。书纸上，水不能濡，故知其性却水也。李迅曰：凡发背，当服蜡矾丸以护膜，防毒气内攻。矾一两，黄蜡七钱，溶化和丸。每服十丸，渐加至二十丸，日服百丸则有力。此药护膜托里、解毒化脓之功甚大。以白矾、茶芽捣末冷水服，解一切毒。

取洁白光莹者，煅用。或以火煅地，洒水于上，取矾布地，以盘覆之，四面灰拥一日夜，矾飞盘上，扫收之，为矾精。未尽者更如前法。再以陈苦酒化之，名矾华。七日可用，百日弥佳。甘草为使，畏麻黄，恶牡蛎。生用解毒，煅用生肌。

皂矾一名绿矾。

酸，涩。消食积，同健脾消食药为丸。散喉痹。醋调咽汁。

时珍曰：胀满、黄肿、疟痢、疳疾方，往往用之。其源则自仲景用矾石、硝石治女劳黄疸方中变化而来。其燥湿化痰、解毒杀虫诸功用与白矾同，而力差缓。

深青莹净者良。煅赤用。煅赤名绛矾，能入血分，伐肝木，燥脾湿。张三丰治肿满，有伐木丸：苍术二斤，米泔浸，黄酒、面曲四两炒，绛矾一斤，醋拌晒干，入瓶，火煅为末，醋糊丸，酒下。或云皂矾乃铜之精液，用醋制以平肝，胜于针铁。不必忌盐，后亦不发。多服令人泻。

鹼①一作鹻②。

辛、苦、涩，温。消食磨积，去垢除痰。治反胃噎膈，点痣黡③疣赘。与圹灰等分，用小麦秆灰汁，煎干为末，挑破痣，三点即瘥。

取蒿蓼之属，浸晒烧灰，以原水淋汁，每百斤入粉面二三斤，则凝淀如石。

---

① 鹼：同“碱”。专指纯碱，一般用作洗涤剂，也用来中和发面中的酸味。

② 鹻（jiǎn 剪）：同“鹼”。《玉篇·卤部》：“鹻”同“鹼”。

③ 黡（yǎn 演）：黑色的痣。北齐·颜之推《还冤记》：“鬼屡打之，打处青黡月余而死。”

卷之二

山草部

甘草

甘，平。通入手足十二经。除邪热，缓正气，养阴血，补脾胃，治惊痫，去咽痛，润肺宁嗽，止渴降火。吐肺痿之脓血，消五发之疮疽，解百药毒。甄权曰：诸药中甘草为君，治七十二种乳石毒，解千二百般草木毒。调和众药有功，故有国老之称。东垣曰：凡心火乘脾，腹中急痛，腹皮急缩者，宜倍用之。其性能缓急，而又协和诸药，使之不争，故热药得之缓其热，寒药得之缓其寒，寒热相杂者，用之得其平。

大而径寸，结紧断文者良。凡使须去头尾尖处。补中散表寒炙用，泻火热生用。白术、苦参、干漆为使。得桔梗清咽喉，得大豆冷饮解百药毒。恶远志，忌猪肉，反大戟、芫花、甘遂、海藻。胡洽①居士治痰癖，以十枣汤加甘草、大黄，乃是痰在上膈，欲令通泄以拔去病根也。东垣治项下结核，消肿溃坚汤加海藻。丹溪治劳瘵，莲心饮用芫花，俱有甘草。故陶弘景言：古方亦有相恶相反，并不为害，非洞悉精微者，不敢乱用。

---

① 胡洽：南北朝时宋医家。一作胡道洽。广陵（今江苏江都）人。撰《胡洽百病方》二卷，已佚。

头生用，能行足厥阴、阳明二经污浊之血，消肿导毒。

稍生用，治胸中积热，去茎中痛。加酒煮延胡索、苦楝子尤妙。

黄耆

甘，微温。入手足太阴经气分，又入手少阳、足少阴命门。治五劳羸瘦，虚劳自汗。无汗能发，有汗能止。丹溪云：黄耆大补阳虚自汗，若表虚有邪，发汗不出者，服此又能自汗。温分肉，实腠理，泻阴火，解肌热，益元气，温三焦，壮脾胃。妇人血崩带下，胎前产后。虚症痈疽，内托排脓；疮口久溃，长肉生肌。毒气化则成脓，痈疽不能成脓者，死不治，毒气盛而元气衰也。痘症亦然。又气充则能生血，血充则肉长。《经》曰：血生肉。五痔鼠瘘，久疟虚痢，痘症不起，阳虚无热者宜之。讱庵云：汪石山①治痘症虚寒不起，用四君子汤加黄耆、紫草多效。间有枯痿而死者，自咎用药之不精，思之至忘寝食。忽悟曰：白术燥湿，茯苓渗水，宜痘浆之不起也。乃减去二味，加肉桂、糯米，以助其力，因名保元汤。按：保元汤，原出东垣黄耆汤。治小儿慢惊，土衰火旺之法。萧山魏桂岩得之，以治痘家阳虚顶陷，血虚浆清，皮簿②发痒，难灌难敛者。去白芍、加生姜，改名保元汤。石山之法又本于桂岩也。

---

① 汪石山：即汪机，字省之，别号石山居士，明代安徽祁门人。撰《石山医案》《本草会编》等。

② 簿：同“薄”，《遵生八笺·燕闲清赏笺·论笔》：“心柱硬，覆毛簿，尖似锥，齐似凿。”《正字通·竹部》：“簿……通作薄。”

为补药之长，故名耆。俗作芪。皮黄肉白，坚实者良。入补中药槌扁，蜜炙。达表生用。茯苓为使。得当归，能补血；得白术，能补气。恶龟甲、白鲜皮，畏防风。东垣曰：防风能制黄耆，黄耆得防风其功愈大，乃相畏而更以相使也。寇宗奭曰：唐柳太后病风不能言，脉沉而口噤。许义兴①乃造黄耆防风汤数斛，置于床下，气如烟雾，其夕便能言。丹溪曰：口通乎地，鼻通乎天。天主清，故鼻不受有形而受无形；地主浊，故口受有形而兼无形。柳太后之病不能言，若以有形之汤，缓不及事，投以二物，令汤气满室，则口鼻俱受。非智者通神，不能回生也。

人参

甘、苦，微寒。《别录》：微温。入手太阴。能通行十二经，调中补气，《十剂》曰：补可去弱，人参、羊肉之属是也。人参补气，羊肉补形。东垣曰：人参甘温，能补肺中元气，肺气旺则四脏之气皆旺，精自生而形自盛，肺主气故也。泻火生津，添精神，定惊悸，除烦渴，泻火故除烦，生津故止渴。通血脉，气行则血行。破坚积，气运则积化。消痰水。气旺则痰行水消。治虚劳内伤，发热自汗，呕哕反胃，虚咳喘促，疟痢滑泻，始痢宜下，久痢宜补，治疟意同。淋沥胀满，胸胁逆满，由中气不足作胀者，宜补之而胀自除。《经》所谓塞因塞用也。中暑中风及一切血症，胎前产后诸病。仲景于病人汗后身热亡血脉沉迟者，下痢身凉脉微血虚者，并加人参。古人血脱者益气，盖血不自生，须

① 许义兴：许胤宗，一作引宗，常州义兴（今江苏宜兴）人，约生于南朝梁大同二年（536），卒于唐武德九年（626）。

得生阳气之药乃生，阳生则阴长，血乃旺也。李言闻①曰：参生用气凉，熟②用气温；味甘补阳，微苦补阴。东垣以相火乘脾，身热而烦，气高而喘，头痛而渴，脉洪而大者，用黄檗佐人参。孙真人治夏月热伤元气，人汗大泄，欲成痿厥，用生脉散以泻热火而救金水。君以参之甘凉，泻火而补元气；臣以麦门冬之苦甘寒，清金而滋水源；佐以五味子之酸温，生肾精而收耗气。此皆补天元之真气，非补热火也。

黄润紧实，似人形者良。时珍曰：人蓡年深，浸渐长成者，根如人形，有神，故谓人蓡，神草。仲景《伤寒论》尚作蓡字，后世以参星之字代之，从简便尔。按：古本草，五参俱作蓡。**参生时背阳向阴，不喜风日。宜焙用。茯苓为使。得升麻，补上焦，泻肺火；得茯苓，补下焦，泻肾火；得麦冬，泻火而生脉；得黄耆、甘草，除大热，补元气。畏五灵脂，恶皂荚、黑豆、紫石英、人溲③、咸卤，反藜芦，忌铁**。言闻曰：东垣理脾胃、泻阴火，交泰丸内用人参、皂荚，是恶而不恶也。古方疗月闭，四物汤加人参、五灵脂，是畏而不畏也。又疗痰在胸膈，人参、藜芦同用，而取其涌越，是激其怒性也。非洞奥达权者不能知。

人参芦能涌吐痰涎。体虚人用之，以代瓜蒂。丹溪曰：

---

① 李言闻：明代医家。字子郁，号月池，湖北蕲春人。李时珍之父，为邑中名医，尝任太医院吏目。其著作有《四诊发明》《痘疹证治》，均未见行世。

② 熟：原作“热”，据《本草纲目·草部》卷十二“人参”条改。

③ 人溲：《本草纲目·草部》卷十二“人参”条作“溲疏”、《本草备要·草部》卷一“人参”条作“人溲”。

人参入手太阴，补阳中之阴；芦反能泻大阴之阳，亦犹麻黄根苗不同。痰在上膈、在经络，非吐不可，吐中就有发散之义。一妇性躁、味厚，暑月因怒而病呃，作则举身跳动，昏不知人。其人形气俱实，乃痰因怒郁，气不得降，非吐不可。以参芦半两，逆流水煎服，吐顽痰数碗，大汗昏睡而安。又一人作劳发疟，服疟药变为热病，舌短痰嗽，六脉洪数而滑，此痰蓄胸中，非吐不愈。以参芦汤加竹沥，二服，涌出胶痰三块，次与人参、黄耆、当归煎服，半月乃安。

沙参

甘、苦，微寒。入手太阴经、足厥阴经。清肺养肝，兼益脾肾。故久咳肺痿，金受火克者宜之。人参补五脏之阳，沙参补五脏之阴。肺热者用之，以代人参。**疗胸痹心腹痛，邪热结气，皮肤游风，疥癣恶疮，疝气崩带。**《肘后方》：小腹及阴中相引痛如绞，自汗出欲死者，沙参捣筛为末，酒服方寸匕，立瘥。

似人参而体轻松，生沙地者长大，生黄土者瘦小。**白实者良。得麦冬，清肺热；得糯米，补脾阴。恶防己，反藜芦。**

荠苨

甘，寒。利肺解毒，能解百药及蛇虫毒。**和中止嗽。治消渴强中，**渴症下消，茎长兴盛，不交精出，名强中。消渴之后，发为痈疽。**痈肿疔毒。**

似人参而体虚无心，似桔梗而味甘不苦。奸贾①多用以乱人参。时珍曰：荠苨即甜桔梗。

桔梗

苦、辛、甘，平。入手太阴经气分，兼入手、足少阴，足阳明经。开提气血，表散寒邪，清利头目、咽喉、胸膈滞气。凡痰壅喘促，鼻塞肺气不利。目赤，喉痹咽痛，两少阴火。齿痛阳明风热。口疮，肺痈干咳，火郁在肺。胸膈刺痛，火郁上焦。下痢腹痛，腹满肠鸣，肺火郁于大肠。并宜苦梗以开之。元素云：此药能引苦泄峻下之剂，至于至高之分成功。为诸药舟楫，载之上浮。所以诸药有此一味，不能下沉也。或云既能上行，又能下气，下气即降火也。肺主气，肺金清，浊气自下行耳。张路玉云：此药升降诸气，能入肺，使诸气下降，俗泥为上升而不能下行，失其用矣。痘疹下部不能起发，为之切忌。以其性升，能阻药力于上，不得下达也。唯阴虚久嗽不宜用，以其通阳泄气也。又养血排脓，补内漏。故治肺痈。时珍曰：枳桔汤治胸中痞满不痛，取其通肺利膈下气也。甘桔汤通治咽喉口舌诸病，取其苦辛散寒，甘平除热也。宋仁宗加荆芥、防风、连翘，遂名如圣汤，极言其验也。王好古加味甘桔汤，失音加诃子，声不出加半夏，上气加陈皮，涎嗽加知母、贝母，咳渴加五味，酒毒加葛根，少气加人参，呕加半夏、生姜，吐脓血加紫菀，肺痿加阿胶，胸膈不利加枳壳，痞满加枳实，目赤加栀子、大黄，面肿加茯苓，肤痛加黄耆，发斑加荆、防，疫毒

① 贾（gǔ 古）：作买卖的人，商人。《孟子·梁惠王上》：“耕者皆欲耕于王之野，商贾皆欲藏于王之市。”

加牛蒡、大黄，不得眠加栀子。

去浮皮，泔浸切片微炒用。得牡蛎、远志，疗恚怒；得消石、石膏，疗伤寒。畏龙胆、白及，忌猪肉。

黄精

甘，平。补中益气，安五脏，益脾胃，润心肺，填精髓，助筋骨，除风湿。久服轻身延年。《神仙芝草经》云：黄精宽中益气，使五脏调和①，肌肉充盛，骨髓坚强，其力增倍，多年不老，颜色鲜明，发白更黑，齿落更生。

俗名山生姜，九蒸九晒用。得枸杞，补精益气；得蔓菁，养肝明目。

葳蕤一名玉竹

甘，平。补中益气，润心肺，悦颜色，除烦渴。治风淫湿毒，目痛眦烂，风湿。寒热痁疟②，中风暴热，不能动摇，头痛腰痛，凡头痛不止者属外感，宜发散；乍痛乍止者属内伤，宜补虚。又有偏头痛者，左属风与血虚，右属痰热与气虚。腰痛亦有肾虚、气滞、痰积、血瘀、风寒、湿热之不同。凡挟虚、挟风湿者，宜葳蕤。茎寒自汗，一切虚损不足之症。时珍曰：葳蕤性平，味甘。故《南阳活人书》治风温自汗身重，语言难出，用葳蕤汤以之为君药。予每用治虚劳寒热、痁疟及一切不足之症，用代参、耆，不寒不燥，大有殊功，不止去风热湿毒也。

---

① 和：《本草纲目·草部》卷十二“黄精”条作“良”。

② 痁（shān 山）疟：疟病的一种，多日一发。《左传·昭公二十年》：“齐侯疥，遂痁。”杜预注：“痁，疟疾。”

似黄精而差小，黄白多须。竹刀刮去皮、节，蜜水或酒浸蒸用。得葵子、龙胆、茯苓、前胡，治小儿痫后虚肿。畏咸卤。陶弘景曰：《本经》有女萎，无葳蕤，《别录》有葳蕤，无女萎，功用正同，疑名异尔。

知母

苦，寒。入足少阴、手太阴经。上清肺金而泻火，泻胃热、膀胱邪热、肾命相火。下润肾燥而滋阴，消痰定嗽，止渴安胎。莫非清火之用。治伤寒烦热，蓐劳产劳。骨蒸，退有汗之骨蒸。久疟下痢。治嗽者，清肺火也；治渴者，清胃火也；退骨蒸者，泻肾火也。利二便，消浮肿。小便利则肿消。东垣曰：热在上焦气分，便闭而渴，乃肺中伏热，不能生水，膀胱绝其化源。宜用淡渗之药，泻火清金，滋水之化源。热在下焦血分，便闭而不渴，乃真水不足，膀胱干涸，无阴则阳无以化。宜用黄柏、知母大苦寒之药，滋肾与膀胱之阴，而阳自化，小便自通。然苦寒伤胃而滑肠，多服令人泻。李士材曰：苦寒肃杀，非长养万物者也。世以其滋阴，施之虚损之人，如水益深矣，特表出以为戒。

得酒良。上行酒浸，下行盐水拌。得熟地，滋肾润燥；得人参，治妊娠子烦。忌铁。

肉苁蓉

甘、酸、咸，温。入足少阴经血分。补命门相火，滋润五脏，益髓强筋。雷敩曰：以苁蓉、鳝鱼二味为末，黄精汁丸服之，力可十倍。治五劳七伤，绝阳不兴，绝阴不产，腰膝冷痛，崩带遗精。峻补精血。时珍曰：补而不峻，故有从容之号。骤用恐妨心，滑大便。老人、虚人皆可用。苁蓉酒浸焙二两，研沉香末一两，为末，麻子仁汁打糊丸，梧子大，每服七、八丸，白汤下。治便闭。

长大如臂，重至斤许，有松子鳞甲者良。酒浸一宿，刷去浮甲，除内筋膜，酒蒸半日。又酥炙用。得菟丝，补肾之阳。忌铁。

锁阳

甘温补阴，益精兴阳，润燥养筋。强筋故能兴阳。治痿弱，滑大肠。便燥者啖之，可代苁蓉，煮粥弥佳。

鳞甲栉比，状类男阳。酥炙。得虎骨，治痿弱。

天麻

辛，温。入足厥阴经气分。通血脉，疏痰气。治诸风眩掉，头旋眼黑，语言不遂，风湿㾓痹，小儿惊痫。诸风眩掉皆属肝木，肝病不能荣筋，故见前症。天麻入厥阴而治诸疾，肝气和平，诸疾自瘳。血液衰少及类中风者忌用。风药能燥血故也。凡风药中须兼养血药，制其燥也；养血药或兼搜风药，宣其滞也。古云："治风先治血，血行风自灭"。

根类黄瓜，茎名赤箭。明亮坚实者佳。湿纸包煨熟，切片，酒浸一宿，焙干用。得川芎，补肝；得白术，去湿。

白术

苦、甘，温。入手太阳、少阴，足太阴、阳明、少阴、厥阴六经。除湿益燥，补脾和中。在气主气，在血主血。同气药则补气，同血药则补血。无汗能发，有汗能止。湿从汗出，湿去汗止。治心腹胀满，足胫湿肿，黄疸湿痹。利小便，生津液，汪机曰：脾恶湿，湿胜则气不得施，津何由生？用白术以除其湿，则气得周流，而津液生矣。止泄泻，凡水泻，湿也；腹痛肠鸣而泻，火也；痛甚而泻，泻而痛减者，食也；完谷不化，气虚也；在伤寒下利，则为邪热不杀谷也；久泻名脾泄，肾虚而命火衰，不能生土也。有积痰壅滞，肺气不能下降，大肠虚而作泻者，宜豁痰；有伤风泄泻者宜散风；如脾虚湿泻者宜白术。凡治泻，丸散优于汤剂。消痰水，补腰膝，长肌肉，进饮食，祛劳倦，除肌热，化癥癖，止呕逆。血燥无湿者禁用。能生浓[①]作痛，溃疡忌之。

肥白者出浙地，名云头术；燥白者出宣[②]、歙[③]，名狗头术，差胜于浙。用糯米泔浸，借谷气以和脾。陈壁土炒。借土气以助脾。或蜜水炒，人乳拌，蒸用。润以制其燥。防风、地榆为使。得枳实，消痞；得黄芩，安胎。黄芩除胃热，白术补脾亦除胃热，利腰脐间血。盖胎气系于脾，脾虚则蒂无所附，故易落。利腰脐间血者，湿除则血气流行也。忌桃、李、菘菜[④]、雀肉、青鱼。

苍术

苦，温。《别录》甘，甄权辛。入手足太阴、阳明，手太

---

① 浓：《本草备要·草部》卷一“白术”条作“脓”。

② 宣：宣州，今安徽宣城市。

③ 歙（shè 社）：歙州，今安徽歙县。

④ 菘菜：即大白菜，中国古代称“菘菜”，又名结球白菜、黄芽菜或包心白，原产于中国。

阳经。燥胃强脾，发汗除湿。能升发胃中阳气，东垣曰：雄壮上行，能除湿；下安太阴，使邪气不传入脾。**止吐泻，逐痰水，**许叔微云：苍术能治水饮之澼囊。盖燥脾以去湿，崇土以填科臼①。用苍术一斤，大枣五十枚，去皮捣，油麻半两，水二盏研，滤汁和丸，名神术丸。丹溪曰：实脾土，燥脾湿，是治痰之本。**消肿满，辟恶气，**辟一切岚瘴、邪恶鬼气，暑湿月，焚之佳。**散风寒湿，为治痿要药。**阳明虚则宗筋纵弛，带脉不引，故痿躄。苍术阳明经药。《经》曰：治痿独取阳明。合黄柏为二妙散，加牛膝名三妙散。**又能解痰、火、气、血、湿、食六郁，**丹溪曰：诸郁皆因传化失常，气不得升降。病在中焦，将欲升之，必先降之；将欲降之，必先升之。越鞠丸用苍术、香附。苍术能径入诸经，疏泄阳明之湿，通行敛涩；香附乃阴中快气之药。一升一降，故郁散而平。**及脾湿下流，肠风带浊。**带浊赤者，湿伤血分，从心、小肠来；白者，湿伤气分，从肺、大肠来。并有寒、热二症，亦有因痰而带浊者，宜用二陈加二术、升、柴。**燥结多汗者忌用。**

出茅山，坚小有朱砂点者良。糯米泔浸，刮去皮，切片，同芝麻炒用。古方本草不分苍白，陶弘景始分，两种主治略同，第有止汗、发汗之异。**得防风，则发汗；得黄檗，则胜湿；得香附，快中、下二焦之气；得山栀，解术性之燥。使、忌并同白术。**

狗脊

苦坚肾，甘益血，能强肝。**温养气。治失溺不节，**肾虚。

---

① 科臼：或作窠臼。窠：鸟巢；臼，舂米的器具。常喻指沿袭故常，不思进取。

脚弱腰痛，寒湿周痹。《经》曰：内不在脏腑，而外未发于皮，独居分肉之间，真气不能周，名曰周痹。除风虚，强机关，利俛仰①。滋肾益肝，则骨健而筋强。

有黄毛如狗形，故曰金毛狗脊。去毛，切，酒拌蒸，熬膏良。得鹿茸、白敛，治带下；得川乌、萆薢，治诸风。

贯众

苦，微寒，有毒。解邪热之毒，辟时疫之气。疫发之时，以此药浸水缸中，日饮其水，能辟之。治崩中带下、产后血气胀痛，破癥瘕，发斑痘，王海藏快斑散用之。化骨硬。王缪《百一选方》言：食鲤鱼玉蝉羹，为肋骨所硬，百药不效，或令以贯众煎浓汁连进，一喀而出。可见软坚之功，不但治疮、治血而已。杀三虫。虚寒无实热者勿服。

根似狗脊而大。状如伏鸱，一名草鸱头。赤小豆为使，伏石钟乳。

巴戟天

甘、辛，微温。入足少阴经血分，强阴益精。治五劳七伤。又能散风湿，治风气、脚气水肿。

根如连珠，击破中紫而鲜洁者伪也；中虽紫，微有白糁粉色，而理小暗者真也。蜀产佳。山葎根似巴戟，但色白，

① 俛仰：指身体的屈伸。俛，同“俯”，低头；仰，抬头。《史记·扁鹊仓公列传》：“君有病，往四五日，君要胁痛不可俛仰，又不得小溲。”

人或醋煮以乱之。去心，酒浸焙用。覆盆子为使。恶丹参。

远志

苦泄热，温壮气，辛散郁。能通肾气，上达于心。强志益智，补精壮阳，聪耳明目，利九窍，长肌肉，助筋骨。治迷惑善忘，惊悸梦泄，能交心肾。时珍曰：远志入足少阴肾经，非心经药也。强志益精，故治健忘。盖精与志，皆藏于肾，肾精不足，则志气衰，不能上通于心，故健忘梦泄也。肾积奔豚，一切痈疽。《经疏》①曰：痈疽皆从七情忧郁恼怒而得。远志辛能散郁。《三因》云：盖亦补肾之力耳。

去心，甘草水浸一宿用。得茯苓，入肾通阳；得枣仁、龙骨，通心安神。畏珍珠、藜芦。

淫羊藿

辛、甘，温。入手、足阳明，三焦命门。益精气，坚筋骨，利小便。治绝阳不兴，绝阴不产，冷风劳气，四肢不仁。

西川北部有淫羊，一日百合，食此霍②所致，故名。去枝，羊脂拌炒。山药为使。得无灰酒浸，治偏风皮肤不仁。

---

① 经疏：《神农本草经疏》，三十卷。明·缪希雍撰。刊于1625年。本书将《神农本草经》药物和《证类本草》中部分药物共490种，分别用注疏的形式，加以发挥。

② 霍：《本草纲目·卷十二·草部·淫羊藿》《本草备要·草部》卷二“淫羊藿”条均作“藿”。

仙茅

辛，热，有毒。助命火，益阳道，明耳目，补虚劳。治失溺无子，心腹冷气不能食，腰脚冷痹不能行。相火盛者忌服。东海张弼①《梅岭仙茅诗》有："使君昨日才持去，今日人来乞墓铭"之句。不知服食之理，惟藉药纵恣，为害叵测。

叶如茅而略阔，根如小指，黄白多涎。竹刀去皮，切，糯米泔浸，去赤汁，出毒用。得生地、枸杞、茴香、柏仁，治腰脚挛痹。反牛乳、牛肉。忌铁。

玄参

苦、咸，微寒。入足少阴经。益精明目，利咽喉，通二便。治骨蒸传尸，伤寒阳毒发斑，懊憹烦渴，温疟洒洒，喉痹咽痛，瘰疬结核，痈疽鼠瘘。元素曰：玄参乃枢机之剂，管领诸气上下，清肃而不浊，风药中多用之。故《活人书》治伤寒阳毒，汗下后毒不散，及心下懊憹，烦不得眠，心神颠倒欲绝者俱用之。时珍曰：肾水受伤，真阴失守，孤阳无根，发为火病。法宜壮水以制火，故玄参与地黄同功。脾虚泄泻者禁用。

蒸过焙用，勿犯铜器。得甘草、桔梗，治咽痛；得牡蛎、贝母，治瘰疬。恶黄耆、山茱萸、姜、枣，反藜芦。

地榆

苦、酸，微寒。入下焦，除血热。治吐衄崩中，血虚禁

---

① 张弼：松江华亭（今上海）人，字汝弼，号东海，明代云间书派的代表书家。

用。肠风血鲜者为肠风，随感而见也；血瘀者为脏毒，积久而发也。粪前为近血，出肠胃；粪后为远血，出肺肝。血痢。苏颂曰：古方断下多用之。宗奭曰：虚寒泻痢及初起者忌用。

似柳根，外黑里红。取上截，炒黑用。稍反行血。得发良。恶麦冬。

丹参

苦，微寒。弘景曰：久服多眼赤，性应热。入手少阴、厥阴经血分。养神定志，通利关脉，破宿血，生新血，安生胎，落死胎，调经脉。为女科要药。治冷热劳，骨节痛，风痹不遂，手足缓散，不随人用。《经》曰：足受血而能步，掌受血而能握。肠鸣腹痛，崩带癥瘕。又治目赤，疝痛，疮疥，肿毒，排脓生肌。

得山查炭、益母草，清产后瘀血发热；得白芷、芍药，猪脂熬膏，治妇人乳痈。畏咸水，忌醋，反藜芦。

紫草

甘、咸，寒。入手、足厥阴经血分。凉血活血，利九窍，通二便。治心腹邪气，水肿五疸，癌癣恶疮及痘疮血热毒盛、二便闭涩者。血热则毒闭，得紫草凉之，则血行而毒出。大便利者忌之。《活幼心书》云：紫草性寒，小儿脾实者可用，脾虚反能作泻。古方惟用茸，取其初得阳气，以类触类，用发痘疮。今人不达此理，一概用之，误矣。泻者忌用。

去头、须，酒洗用。得白术、木香，治痘疮、血热、便闭。

白头翁

苦，寒。入手、足阳明经血分。苦坚肾，寒凉血。治热毒血痢，仲景治热痢，有白头翁汤，合黄连、黄柏、秦皮。东垣曰：肾欲坚，急食苦以坚之。痢则下焦虚，故以纯苦之剂坚之。温疟寒热，齿痛骨痛，肾主齿骨，龈属阳明。鼻衄秃疮，瘿疬疝瘕，血痔偏坠，捣傅患处。明目消疣 。

近根处有白茸，状似白头老翁，故以为名。得酒良。其花治白秃头疮。

白及

苦，辛，涩。逐瘀生新，入肺止血。试血法：吐水盆内，浮者肺血，沉者肝血，半浮沉者心血。各随所见，以羊肺、肝、心蘸白及末，日日服之佳。肺损者能复生之。以有形生有形也。人之五脏，惟肺叶损坏，可以复生。治跌打折骨，酒服二钱，汤火灼伤，油调末敷，恶疮痈肿，败疽死肌。除面上皯皰①，涂手足皴裂，令人肌滑。

紫石英为使。得黄绢、丹皮，能补脬②损。畏李核、杏仁，反乌头。

三七一名山漆。

甘、苦，微温。散血定痛。治吐血衄血，血痢血崩，

---

① 皯皰（gànpào 淦疱）：皯，《说文》“面黑气”，皮肤黧黑枯槁。皰，《说文》“面生气”，面疮。

② 脬（pāo 抛）：膀胱。《史记》：“风瘅客脬，难于大小溲，溺赤。”

目赤痈肿，醋磨涂即散，已破者，为末掺之。**为金疮杖疮要药。**杖时先服一二钱，则血不冲心。杖后敷之，去瘀消肿易愈。大抵阳明、厥阴血分之药，故治血病。

广[①]产形似人参，以末掺猪血中，血化为水者真。得生地、阿胶，治吐血捷效。

黄连

苦，寒。入手少阴经。镇肝凉血，凡治血，防风为上部之使，黄连为中部之使，地榆为下部之使。**燥湿开郁，解渴除烦，益肝胆，厚肠胃，消心瘀，止盗汗。治肠澼泻痢，**便血曰澼，有脏连丸。湿热郁而为痢，黄连治痢要药。噤口者，热壅上焦，同人参煎汤呷之，但得下咽便好。**痞满**仲景治九种心下痞，五等泻心汤皆用之。**腹痛，心痛伏梁[②]，**心积。**目痛眦伤，**人乳浸点或合归、芍等分，煎汤热洗。**痈疽疮疥，**诸痛痒疮皆属心火。**酒毒胎毒，**小儿初生，合甘草为末，蜜调令咽之。**明目**《传信方》：羊肝一具，黄连一两，捣丸，凡是目疾皆治，名羊肝丸。**定惊，除痞**同猪肚蒸为丸。**杀蛔。**蛔得苦则伏。**虚寒为病者禁用。**久服黄连、苦参反热，从火化也。韩悉曰：黄连与肉桂同行，能交心肾于顷刻。

---

① 广：广西。《本草纲目·草部》卷十二"三七"条"生广西南丹诸州番峒深山中，采根暴干，黄黑色。团结者，状略似白及；长者，如老干地黄，有节。味微甘而苦，颇似人参之味"。《本草备要·草部》卷二"三七"条"从广西山洞来者，略似白及、地黄，有节，味微甘，颇似人参"。

② 伏梁：古病名。指心下至脐部周围有包块（或气块）形成的病证，多由气血结滞所致。《难经·五十六难》："故知肥气以季夏戊已日得之，心之积，名曰伏梁，起脐上，大如臂，上至心下。久不愈，令人病烦心。"

川产者良。一种根粗无毛有珠，如鹰鸡爪形而坚实，色深黄；一种无珠多毛而中虚，黄色稍淡。去毛。治心火生用，虚火醋炒，肝胆火猪胆汁炒，上焦火酒炒，中焦火姜汁炒，下焦火盐水或童便炒，食积火黄土炒。湿热在气分，吴茱萸汤炒，在血分干漆水炒。点眼赤人乳浸。时珍曰：诸法不独为之引导，盖辛热制其苦寒，咸寒制其燥性，在用者详酌之。黄芩、龙骨为使。得乌梅、川椒，则安蛔；得木香，治滞下。恶菊花、玄参、僵蚕、白鲜皮、芫花，畏款冬、牛膝。

胡黄连

苦，寒。去心热，益肝胆，厚肠胃。治骨蒸劳热，五心烦热，心窝、手心、足心。三消渴而多饮为上消，肺热也。心移热于肺，传为膈消是也。多食善饥为中消，胃热也，瘅成为消中是也。渴而小便数，有膏为下消，肾热而水亏也。五痔，牝痔、牡痔、脉痔、肠痔、血痔，湿热下流，伤血分无所施泄，则逼肛门而为痔肿。温疟泻痢，女人胎蒸。消果子积，为小儿惊疳良药。路玉云：小儿肾气实可用，若脾胃肾脏不足者，服之夺人天元，为害不浅。

心黑外黄，折之尘出如烟者真。得山栀、猪胆，治伤寒劳复；得川连、朱砂、猪胆，治肥热疳疾；得乌梅，止小儿血痢；得鸡肝，治小儿疳眼；得猪胰，疗杨梅疮毒。畏、恶同黄连。

黄芩

苦，寒。入手少阴、阳明，手足太阴、少阳六经。丹溪曰：黄芩，上、中二焦药。**泻肺火，除脾湿，清肌热，利胸气，消痰**丹溪曰：黄芩降痰，假其降火也。**逐水，解渴安胎**。胎孕宜清热凉血，血不妄行则胎安。**治火嗽喉腥**，五臭，肺为腥。**目中肿赤，小腹绞痛**，凡腹痛有寒热、虚实、食积、瘀血、痰湿之不同。寒宜温，热宜清，虚宜补，实宜下，食宜消导，瘀血宜行散，痰湿宜化痰利湿。痛时手不可按者为实痛，按之痛止者为虚痛。**黄疸澼痢，五淋血闭**，《本经》言：逐水下血闭者，火郁血热所致，火降则血行水下，而闭自通矣。**痈疽疮疡及诸失血。血虚寒中者禁用**。时珍曰：仲景治少阳症小柴胡汤，太阳少阳合病下利黄芩汤，少阳症下后心满泻心汤，并用之。盖黄芩苦寒，入心泻热，除脾家湿热，使胃火不流入肺，不致刑金，即所以保肺也。肺虚不宜者，苦寒伤土，损其母也。少阳症虽在半表半里，而胸膈痞满，实兼心肺上焦之邪；心烦喜呕，默默不欲食，又兼脾胃中焦之症，故用黄芩以治手足少阳相火，黄芩亦少阳药也。杨士瀛曰：柴胡退热，不及黄芩。时珍曰：柴胡乃苦以发之，散火之标也；黄芩乃寒能胜热，折火之本也。东垣治肺热，身如火燎，烦躁引饮而昼盛者，宜一味黄芩汤，以泻肺经气分之火，黄芩一两煎服。《本事方》用治崩中暴下。

黄明者良。中虚者名枯芩，即片芩。泻肺火，利气，消痰，除风热，清肌表之热。**内实者名条芩，即子芩**。泻大肠火，养阴退阳，补膀胱寒水。**上行酒炒。泻肝胆火，猪胆汁炒。山茱、龙骨为使。得柴胡，退寒热；得芍药，治痢；得厚朴、黄连，止腹痛；得桑白皮，泻肺火；得白术，安胎之圣药。畏丹皮、丹砂**。

秦艽

苦，辛。燥湿，散风。去肠胃之热，益肝胆之气，养血荣筋。治风寒湿痹，《经》曰：风寒湿三气杂至，合而为痹。风胜则行痹，寒胜则痛痹，湿胜则着痹。痹在于骨则体重，在脉则血涩，在筋则拘挛，在肉则不仁，在皮则寒。通身挛急，虚劳骨蒸，时珍曰：手、足阳明经药，兼入肝胆。故手足不遂，黄疸烦渴之病须之。取其去阳明之湿热也。阳明有湿则手足酸痛寒热，有热则日晡潮热骨蒸。《圣惠方》治急劳烦热，秦艽、柴胡各一两，甘草五钱，为末，每服三钱，白汤调下。治小儿骨蒸潮热，食减瘦弱，秦艽、炙甘草各一两，每用一二钱，水煎服。钱乙加薄荷五钱。口噤牙痛，张洁古曰：秦艽能去下牙痛。疸黄肠风，泻血。利二便。牛乳点服，兼治黄疸，烦渴便赤。解酒毒。

形作罗纹相交，长大黄白，左纹者良。菖蒲为使。得独活、桂心，治产后中风。畏牛乳。

柴胡

苦、平，微寒。入手足少阳、厥阴四经。主阳气下陷，能引清气上行，平肝、胆、心包、三焦相火邪热。行少阳，黄芩为佐；行厥阴，黄连为佐。宣畅气血，散结调经。为足少阳和解药。胆为清净之府，无出无入，其经在半表半里，法当和解，小柴胡汤之属是也。若病在太阳，服之太早，则引贼入门；若病入阴经，复服柴胡，则重虚其表。最宜详慎。治伤寒邪热，痰热结实，虚劳肌热，时珍曰：劳有五，若劳在肝、胆、心、心包有热，则柴胡乃手足少阳、厥阴必用之药；劳在脾胃有热，或阳气下陷，则柴胡为升清退热必用之药。惟劳在肺肾者，不可用耳。**呕吐心烦**，邪在半表半里，则多呕吐。**诸疟寒热**，东垣曰：诸疟以柴胡为君，佐以引经之药。士材曰：疟非少阳经慎用。喻嘉言曰：疟发必有寒有热，盖外邪伏于半表半里，适在少阳所主之界。入与阴争，阳胜则热；出与阳争，阴胜则寒。即纯热无寒，为瘅疟、温疟；纯寒无热，为牝疟。要皆自少阳而造其极偏。补偏救弊，亦必返还少阳之界，使阴阳协和而后愈也。谓少阳而兼他经则有之，谓他经而不涉少阳，则不成其为疟矣。脉纵屡迁，而弦之一字，实贯彻之也。庞元英《谈薮》云：张知阁久病疟，热时如火，年余骨立。孙琳曰：此名劳疟，热从髓出。投以小柴胡汤，三服脱然。盖热在骨髓，非柴胡不可。若得银柴胡，只须一服可愈。**头眩目赤，胸痞胁痛**，凡胁痛，多是肝木有余，宜小柴胡汤加青皮、川芎、白芍。又左胁痛，宜活血行气；右胁痛，宜消食行痰。**口苦耳聋**，皆肝胆之邪。**妇人热入血室**，冲为血海，即血室也，男女皆有之。柴胡在脏主血，在经主气。**胎前产后诸热，小儿痘疹，五疳羸热，散十二经疮疽，血凝气聚，功同连翘。**连翘治血热，柴胡治气热，为少异。**阴虚、火炎气升者禁用。**

延安所产者，根长尺余，肥白而软良。即银柴胡能行足阳明、少阴，其性味与石斛相近，不独清热，兼能凉血。凡入虚劳方中，惟此为宜。《本经》推陈致新，明目益精，皆指此而言，非北柴所能也。**北产者如前胡而软亦良。**南产者强硬不堪用。**外感生用，内伤升气酒炒。欲中及下降用稍。有汗咳者蜜水炒。前胡、半夏为使，恶皂角。**

前胡

甘、辛，平。《别录》：苦，微寒。入手足太阴、阳明经。《本经逢原》：兼入手、足少阳。一云苦泄足厥阴之热，寒散足太阳之邪。辛畅肺解风寒，甘悦脾理胸腹。去痰下气，气有余便是火，火则生痰。能除实热。治痰热哮喘，咳嗽呕逆，痞膈霍乱，小儿疳气，有推陈致新之绩。明目安胎。无外感者禁用。柴胡、前胡，均是风药，但柴胡性升，前胡性降为不同。肝胆经风痰，非前胡不能除。

皮白肉黑，味甘气香者良。半夏为使。得桔梗，治痰热咳逆。恶皂荚，畏藜芦。

防风

辛、甘，微温。入手、足太阳经，又行足阳明、太阴二经，足厥阴经气分。路玉云：入手阳明、少阳、厥阴三经。按：东垣云：卒伍卑贱之职，随所引而至，是又从主药而无所不入矣。通利关脉，搜肝泻肺，散头目滞气、经络留湿。主上部见血，用之为使，亦能治崩。上焦风邪，头痛目眩，脊痛项强，周身骨节疼痛及瘫痪、疮疡。为祛风胜湿之要药。凡风药皆能胜湿。东垣曰：此乃风药中润剂。补脾胃，非此引用不能行。若血虚痉急，头痛不因风寒，内伤头痛。泄泻不因寒湿，火升发嗽，阴虚盗汗，阳虚自汗者并禁用。同黄耆、芍药，能实表止汗；合黄耆、白术，名玉屏风散，固表圣药。

黄润者良。得葱白，能通行周身；得泽泻、藁本，疗风湿；得当归、芍药、阳起石、禹余粮，疗妇人子脏风冷。畏萆薢，恶藜芦、白敛、干姜、芫花。杀附子毒。

独活

辛、苦，微温。入足少阴经气分。能理伏风，治本经伤风，头痛眩运。宜与细辛同用。风热齿痛，文潞公《药准》用独活、地黄等分为末，每服三钱。痉痫湿痹，项背强直、手足反张曰痉，湿流关节、痛而烦曰湿痹。风胜湿，故二活兼能去湿。奔豚疝瘕。肾积曰奔豚，风寒湿客于肾家所致。疝瘕亦然。

《本经》：独活一名羌活。古方惟用独活，后人云是一类二种，遂分用。以形虚大有臼如鬼眼，节疏色黄者为独活；色紫节密，气猛烈者为羌活。疗风宜用独活，兼水宜用羌活。独活不摇风而治风，浮萍不沉水而利水，因其所胜而为制也。

羌活

辛、苦，温。入手、足太阳经，兼入足少阴、厥阴经气分。能理游风，散肌表八风之邪，利周身百节之痛，泻肝气，搜肝风。治风湿相搏，本经头痛，同川芎，治太阳、少阴头痛。凡头痛多用风药者，以颠①顶之上，惟风药可到也。督脉为病，脊强而厥，督脉并太阳经。刚痉柔痉，脊强而厥，即痉症也。伤寒无汗为刚痉，伤风有汗为柔痉。亦有血虚发痉者。大约风症宜二活，血虚忌用。中风不语，古人治中风，多主外感，率用续命、愈风诸汤以发表，用三化汤、麻仁丸以攻里。第此症多由气血亏虚，若不知养血益气以固本，徒用乌、附、羌、独以驱风，则误人不

① 颠：《本草备要·草部》卷一“羌活”条作“巅”。

浅矣。**头旋目赤**。目赤要药。**若血虚头痛、遍身痛者**，此属内症。**二活并禁用**。

得当归，能利劳伤骨节痠痛。

升麻

甘、辛、微苦。入手足阳明、太阴经。表散风邪，引葱白，散手阳明风邪；同葛根，能发阳明之汗；引石膏，止阳明头痛齿痛。**升发火郁**。东垣曰：升麻发散阳明风邪，升胃中清气。又引甘温之药上升，以补卫气之散而实其表。故元气不足者，用此于阴中升阳。又缓带脉之缩急，凡胃虚伤冷，郁遏阳气于脾土者，宜升麻、葛根以升散其火郁。又柴胡引少阳清气上行，升麻引阳明清气上行，故补中汤用为佐使。若下元虚者，用此升之，则下元愈虚，又当慎用。**治时气毒疠，头痛**阳明头痛，痛连齿颊。**寒热，肺痿吐脓，下痢后重**，后重者，气滞也。气滞于中，必上行而后能下降。有病大小便闭者，用通利药而罔效，重加升麻而反通。丹溪曰：气升则水自降。《经》曰：地气上为云，天气下为雨。天地不交，则万物不通也。**久泄**《经》曰：清气在下，则生飧泄。**脱肛，崩带，足寒阴痿，目赤口疮，痘疮**升葛汤，初发热时可用，痘出后气弱或泄泻者可少用，否则见斑之后，必不可用，为其解散也。**斑疹**，成朵如锦纹者为斑，隐隐见红点者为疹。盖胃热失下，冲入少阳，则助相火而成斑；冲入少阴，则助君火而成疹。**风热疮痈。解百毒。阴虚火动者忌用。**朱肱《活人书》言瘀血入里吐衄血者，犀角地黄汤，乃阳明圣药。如无犀角，代以升麻。二药性味相远，何以为代？盖以升麻能引诸药同入阳明也。朱二允曰：升麻性升，犀角性降，用犀角止血，乃借其下降之气，清心肝之火，使血下行归经耳。

倘误用升麻，血随气升，不愈涌出不止乎？古方未可尽泥也。

里白外黑，紧实者良，名鬼脸升麻。去须、芦用。或有参、耆补剂，须用升、柴，而又恐其太升发者。升麻、柴胡，并用蜜水炒之。

苦参

苦燥湿，寒胜热。补阴益精，养肝胆，安五脏，湿热去则血气和平，而五脏自安。利九窍，生津消渴，明目止泪。泪为肝热。治温病血痢，纯下清血者，风伤肝也，宜散风凉血；下如豆汁者，湿伤脾也，宜清热渗湿。肠风溺赤，黄疸酒毒。又能祛风杀虫，热生风，湿生虫。治大风疥癞。肝肾虚而无热者勿服。张从正云：凡药久服，必偏胜为患，偏胜则脏有偏绝。沈存中《笔谈》云：久用苦参擦牙，遂病腰痛，由其气伤肾也。

糯米泔浸去腥气，蒸用。玄参为使。得枳壳，治风癞毒热。恶贝母、菟丝子、漏芦，反藜芦、伏汞、制雄黄。

白鲜皮

苦，寒。入手足太阴、阳明经，兼入手足太阳经。除湿热，行水道，通关节，利九窍，为诸黄、风痹之要药。一味白鲜皮汤，治产后风。时珍曰：世医止施之疮科，浅矣。兼治风疮疥癣，女子阴中肿痛。

根黄白而心实，取皮用。恶桑螵蛸、桔梗、茯苓、萆薢。

延胡索

辛、苦，温。入手足太阴、厥阴经。能行血中气滞，气中血滞，通小便，除风痹。治气凝血结，内外诸痛，通则不痛。癥癖崩淋，月经不调，气血不和，因而凝滞，不以时至。产后血运，暴血上冲，折伤积血，疝气危急。为活血利气第一药。然辛温走而不守，独用力迅，宜兼补气血药。通经堕胎，血热气虚者禁用。

根如半夏，肉黄、小而坚者良。酒炒行血，醋炒止血。生用破血，炒用调血。得川楝子，治热厥心痛；得茴香，治小儿盘肠痛。

贝母

苦、辛，微寒。泻火除热，散结解郁。入肺经气分，心火降则肺气宁。《诗·鄘风》：言采其蝱，取其散郁。蝱与莔通。《尔雅》：莔，贝母。润心肺，清虚痰。俗以半夏燥毒，代以贝母，不知贝母寒润，主肺家燥痰；半夏温燥，主脾家湿痰。脱或误用，贻误匪浅。故凡风寒湿食诸痰，贝母非所宜也，宜用半夏南星。治虚劳烦热，咳嗽上气，吐血咯血，肺痿肺痈，喉痹君相之火。目眩，火热上攻。淋沥小肠邪热，心与小肠相表里，肺为气化之源。瘿瘤，与连翘同服。乳闭产难。以七枚作末，酒服。治产难及胞衣不出。傅恶疮，敛疮口。火降邪散，疮口自敛，非贝母性收敛也。

川产、开瓣者良。独颗无瓣者，不堪用。去心，糯米拌炒黄，捣用。厚朴、白微为使。得桔梗，能下气；得白芷，消便痈。畏秦艽、矾石，反乌头。

山慈姑

甘、微辛，有小毒。清热散结。治痈疮疔肿，瘰疬结核。醋磨涂。解诸毒，蛊毒、蛇毒、狂犬伤。

根与慈姑、小蒜相类，去毛壳用。

白茅根

甘，寒。入手少阴，足太阴、阳明经。补中益气，除伏热，消瘀血，利小便，解酒毒。治吐衄诸血，心肝火旺，逼血上行，则吐血；肺火盛，则衄血。茅根甘和血，寒凉血，引火下降，故治之。扑损瘀血，捣汁服，名茅花汤。亦治鼻衄产淋。血闭寒热，血瘀则闭，闭则寒热作矣。淋沥崩中，血热则崩。伤寒哕逆，肺热喘急，内热烦渴，黄疸水肿。清火行水。时珍曰：良药也。世人以微而忽之，惟事苦寒之剂，伤冲和之气，乌足知此哉。

茅有数种，白茅、菅茅、黄茅、香茅、芭茅。叶皆相似。白茅根长，白软如筋而有节。得猪肉，治黄汗；得枇杷叶，治温病冷啘。

茅针，即初生苗也。溃痈疖。酒煮服。一针溃一孔，二针溃二孔。

龙胆草

苦、涩，大寒。入足厥阴、少阳经，兼入足太阳、少阴经。益肝胆而泻火，相火寄于肝胆，有泻无补，泻其邪热，即所以补之也。除下焦之湿热。酒浸亦能外行、上行。治骨间寒热，惊痫邪气，肝经风火。时气温热，热痢疸黄，寒湿脚气，足伤寒湿，则成脚气。肿而痛者，为湿脚气，宜清热利湿搜风。又有挛缩枯细，痛而不肿者，名干脚气，宜养血润燥。**咽喉风热，赤睛努肉**，泻肝胆火，能明目。元素曰：柴胡为主，龙胆为使，目赤要药。若目疾初起，宜发散，忌用寒凉。**痈疽疮疥。过服损胃。**

甘草水浸一宿，暴[①]干用。小豆、贯众为使。得苍耳，治耳中诸实症。恶地黄。

细辛

辛，温。入手足厥阴、少阴经。**散风邪浮热，益肝胆，润肾**。水停心下，则肾燥。肾燥者，心亦燥，火屈于水故燥也。《经》曰：肾苦燥，急食辛以润之。**治诸风痹痛，咳嗽上气，头痛脊强**，专治少阴头痛，独活为使。**口疮喉痹**，少阴火。**鼻渊齿䘌，胆虚惊痫，风眼泪下。能通精气，利九窍，故耳聋鼻齆[②]，倒睫、便涩者宜之。又散结温经，破痰下乳，行血发汗**。能发少阴之汗。仲景治少阴症反发热，麻黄附子细辛汤，乃治邪在里之表剂。**但味厚性烈，不可过用**。细辛，辛之极者。单用只宜数分，若过一钱能令人气闷而死。

产华阴者良。拣去双叶者用。得黄连，治口舌生疮。恶黄耆、山茱，畏硝石、滑石，反藜芦。

---

① 暴：通“曝”，晒。《滕文公（上）》：“江汉以濯之，秋阳以暴之。”按：徐灏《说文解字注笺》：“‘暴’之本义为晒米，因之凡暴物于日谓之暴，俗增日旁作‘曝’。”

② 鼻齆（wèng 瓮）：又名齆鼻。因鼻孔堵塞而发音不清。《十六国春秋》：“王谟齆鼻，言不清畅。”《诸病源候论》卷二九：“鼻气不宣调，故不知香臭，而为齆也。”

白微

苦、咸，寒。入足阳明经，兼行足少阴、手太阴经。利阴气，下水气。主中风身热肢满，忽忽不知人，阴虚火旺，则内热生风；火气焚灼，故身热肢满；痰随火涌，故不知人。血厥汗出过多，血少，阳气独上，气塞不行而厥，妇人尤多。此症宜白微汤，白微、当归各一两，人参五钱，甘草钱半，每服五钱。热淋，温疟洗洗[1]，寒热酸痛，寒热作，则营气不能内营，故酸痛。妇人伤中淋露，血热，《千金》白微散治胎前产后遗尿不知时，白微、芍药等分，酒调服。丹溪曰：此即河间所谓热甚廷孔郁结，神无所依，不能收禁之意也。廷孔，女人溺孔也。产虚烦呕。仲景安中益气竹皮丸，白微同桂枝一分，竹皮、石膏三分，甘草七分，枣肉为大丸，每以饮化一丸服。有热者，倍白微。《经疏》云：古方调经种子，往往用之。盖不孕缘于血热血少，而其源起于真阴不足，阳胜而内热，故营血日枯也。益阴清热，则血自生旺而有子矣，须佐以归、地、芍药、杜仲、苁蓉等药。

似牛膝而短小柔软。去须，酒洗用。恶黄耆、大黄、大戟、山茱、干漆、姜、枣。竹皮丸以枣肉为丸，恐诸药寒凉伤脾胃尔。

白前

辛、甘，微寒。入手太阴经。长于降气下痰止嗽。治肺气壅实，胸膈逆满。虚者禁用。

---

① 洗洗：寒栗貌。

似牛膝、粗长坚直易断者，白前也；短小柔软能弯者，白微也。去头、须，甘草水浸一伏时，焙干用。得桔梗、桑白皮，治咳嗽吐血。忌猪、羊肉。

杜衡俗名马蹄香，又名杜葵。

辛，温。下气消痰，行水破血，散头目风寒。治项间瘿瘤。香与细辛相似。药肆代充细辛，但其气浊，不能搜涤少阴经中之寒耳。取根用。

芳草部

当归

甘、辛、苦，温。入手少阴，足太阴、厥阴经血分。甘温和血，辛温散内寒，苦温助心散寒，诸血属心。凡通脉者，必先补心。为血中气药。治虚劳寒热，咳逆上气，血和则气降。温疟厥阴肝邪。澼痢，头痛腰痛，心腹诸痛，散寒和血。风痉无汗，身强项直，角弓反张曰痉。无汗为刚痉，有汗为柔痉。当归辛散风，温和血。产后亦有发痉者，以脱血无以养筋也，宜十全大补汤。痿痹癥瘕，筋骨缓纵，足不任地曰痿；风寒湿客于肌肉血脉曰痹；血凝气聚，按之坚硬曰癥；虽坚硬而聚散无常曰瘕，尚未至癥也。痈疽疮疡。冲脉为病，气逆里急；带脉为病，腹痛、腰溶溶如坐水中，冲脉起于肾下，出于气街，侠①脐上行，

① 侠：通“挟”，夹住，挟带。《素问·举痛论》：“寒气客于侠脊之脉，深按之不能及，故按之无益矣。”

至胸中，上颃颡，渗诸阳，灌诸经①，下行入足，渗三阴，灌诸络，为十二经脉之海，主血。带脉横围于腰如束带，总约诸脉。及妇人诸不足，一切血症，阴虚而阳无所附者。润肠胃，泽皮肤，养血生肌，血旺则肉长。排脓止痛。血和则痛止。然滑大肠，泻者忌用。

使气血各有所归，故名。血滞能通，血虚能补，血枯能润，血乱能抚。盖其辛温能行气分，使气调而血和也。东垣曰：头止血而上行，身养血而中守，尾破血而下流，全活血而不走。雷敩、海藏并云：头破血。时珍曰：治上用头，治中用身，治下用尾，通治全用。一定之理也。而川产力刚善攻，秦产力柔善补。以秦产头圆尾多、肥润气香者良，名马尾当归。尾粗坚枯者，名镵②头当归，只宜发散用。治血酒制。得人参、黄耆，则补气生血；得黄芩、栀子，则凉血；得大黄、牵牛，则破血。畏菖蒲、海藻、生姜，恶湿面。

芎䓖

辛，温。为足少阳引经，入手足厥阴经气分，乃血中气药。助清阳而开诸郁，丹溪曰：气升则郁自降，为通阴阳血气之使。润肝燥补肝虚，肝以泻为补，所谓辛以散之、辛以补之。上行头目，下行血海冲脉，搜风散瘀，止痛调经。治风湿在头，血虚头痛，能引血下行，头痛必用之，加各引经药：太阳

① 经：原作“精”，据《本草备要·草部》卷一“当归”条改。

② 镵（chán 缠）：指犁头，锐利厚重，适宜开垦生地。也指装有弯曲长柄的长镵，用以掘土。《左忠毅公逸事》：“使史更敝衣，草屦，背筐，手长镵，为除不洁者。”

羌活，阳明白芷，少阳柴胡，太阴苍术，少阴细辛，厥阴吴茱萸。丹溪曰：诸经气郁，亦能头痛。腹痛胁风，气郁血郁，湿泻血痢，寒痹筋挛，目泪多涕肝热，风木为病，及痈疽疮疡，痈从六腑生，疽从五脏生，皆阴阳相滞而成。气为阳，血为阴，血行脉中，气行脉外，相并周流。寒湿搏之，则凝滞而行迟，为不及；火热搏之，则沸腾而行速，为太过。气郁邪入血中，为阴滞于阳；血郁邪入气中，为阳滞于阴，至生恶毒，然百病皆由此起也。芎、归能和血行气而通阴阳。男、妇一切血症。然香窜辛散，能走泄真气，单服久服，令人暴亡。单服则脏有偏胜，久服则过剂生邪，故有此失。若有配合节制，则不至此矣。四物汤用之者，取其相济以行血药之滞，非川芎能生血也。治法云：验胎法：妇人过经三月，用川芎末，空心热汤调一匙服，腹中微动是胎，不动者是经闭。

川产大块，里白不油，味辛而甘者良。白芷为使。得细辛，疗金疮、止痛；得牡蛎，疗头风；得生犀角，去痰清目；得腊茶，疗产后头痛；得乌药，疗气厥头痛。畏黄连、硝石、滑石，恶黄耆、山茱萸。

蛇床子

辛、苦，温。入右肾命门、少阳三焦气分。强阳益阴，补肾散寒，祛风燥湿。治阴痿囊湿，女子阴痛阴痒，湿生虫，同矾煎汤洗。子脏虚寒，产门不闭，炒热熨之。肾命之病，及腰酸体痹，带下脱肛，喉痹齿痛，湿癣恶疮，杀虫止痒。风湿诸病。煎汤浴，去风痒。

似小茴而细，微炒杀毒则不辣。以地黄汁拌蒸三遍佳。得五味、菟丝，疗阳痿；得乌梅，治产后阴脱。恶丹皮、贝母、巴豆。

藁本

辛，温。足太阳经风药。寒郁本经、头痛连脑者必用之。凡巅顶痛宜藁本、防风，酒炒升、柴。治督脉为病，脊强而厥。督脉并太阳经贯脊。又能下行去湿，治妇人疝瘕，阴寒肿痛，腹中急痛，皆太阳寒湿。胃风泄泻，《邵氏闻见录》云：夏英公病泄，医以虚治不效。霍翁曰：此风客于胃也。饮以藁本汤而愈。盖藁本能除风湿耳。粉刺酒齄。和白芷作面脂良。

根似芎䓖，香而燥者良。得木香，治雾露之邪中于上焦。恶蔄茹，畏青箱子。

白芷

辛，温。通行手足阳明经，兼入手太阴经。散风除湿，通窍表汗。治阳明头目昏痛，杨吉老方：白芷汤泡四五遍，蜜丸弹子大，名都梁丸。每服一丸，荆芥点腊茶嚼下。眉棱骨痛，风热与痰，同酒浸黄芩为末，茶下。牙痛鼻渊，肺主鼻，风热乘肺，上烁于脑，故鼻多浊涕而渊。《经》曰：脑渗为涕，宜同细辛、辛夷治之。目痒泪出，面皯瘢疵，可作面脂。皮肤燥痒，三经风热之病，及血崩血闭，肠风痔漏，痈疽疮疡，三经湿热之病。活血排脓，肠有败脓血，淋露腥秽，致脐肠冷痛，须此排之。生肌止痛，解砒毒、蛇伤。先以绳扎伤处，酒调下白芷末五钱。又种白芷，能辟蛇。又治产后伤风，血虚头痛。自鱼尾上攻，多在日晚，宜四物加辛芷。如气虚头痛，多在清晨，宜芎藁，倍参耆。保寿堂治正、偏头痛，白芷、川芎各三钱，擦牛脑上，加酒顿熟，食尽醉，其病如失。然其性升散，血热有虚火者禁用。

色白气香者佳。或微炒用。当归为使。得土贝母、瓜蒌，治乳痈；得椿根皮、黄檗，治妇人湿热带下。恶旋覆花。

白芍

苦、酸，微寒。入足太阴厥阴血分，为手足太阴行经药。泻肝火，酸敛肝，肝以敛为泻，以散为补。安脾肺，固腠理，肺主皮毛，脾主肌肉。肝木不克土，则脾安；土旺能生金，则肺安。脾和肺安，则腠理固。和血脉，收阴气，敛逆气，酸主收敛。散恶血，利小便，敛阴生津，小便自利，非通行之谓也。缓中止痛，东垣曰：《经》曰：损其肝者，缓其中，即调血也。益气除烦，敛汗安胎，补劳退热。治泻痢后重，能除胃中湿热。脾虚腹痛，泻痢俱太阴病，不可缺此，寒泻冷痛忌用。虞天民曰：白芍不惟治血虚，大能行气。古方治腹痛，用白芍四钱，甘草二钱，名芍药甘草汤。盖腹痛因荣气不从，逆于肉里，白芍能行荣气，甘草能敛逆气，又痛为肝木克脾土，白芍能伐肝故也。心痞胁痛，胁者，肝胆二经往来之道。其火上冲，则胃脘痛，横行则两胁痛，白芍能理中泻肝。肺胀喘噫，痈肿疝瘕。其收降之体，又能入血海，冲脉为血海，男女皆有之。而至厥阴。治鼻衄目涩，肝血不足，退火益阴，肝血自足。妇人胎产，及一切血病。又曰产后忌用。丹溪曰：以其酸寒伐生发之气也，必不得已，酒炒用之可耳。时珍曰：产后肝血已虚，不可更泻也。寇氏曰：减芍药以避中寒。微寒如芍药，古人犹谆谆告诫，况大苦大寒，可肆行而莫之忌耶？

得白术，补脾；得参、耆，补气；得归、地，补血；得芎藭，泻肝；得甘草，治腹痛；得黄连，止泻痢；得防风，发痘疹；得姜、枣，温经散湿。

赤芍药主治略同，尤能泻肝火，散恶血，治腹痛坚积，血痹疝瘕，邪聚外肾为疝，腹内为瘕。经闭肠风，痈肿目赤。皆散泻之功。

白补而收，赤散而泻。白益脾，能于土中泻木；赤散邪，能行血中之滞。产后俱忌用。赤、白各随花色，单瓣者入药。酒炒用，制其寒。妇人血分醋炒，下痢后重不炒。恶芒硝、石斛，畏鳖甲、小蓟，反藜芦。

牡丹皮

辛、苦，微寒。入手足少阴、厥阴经。泻血中伏火，时珍曰：伏火即阴火也，阴火即相火也。世人专以黄柏治相火，不知丹皮之功更胜，故仲景肾气丸用之。和血凉血而生血，血热则枯，凉则生。破积血，积瘀不去则新血不生。通经脉，为吐衄必用之药。血属阴，本静，因相火所逼，故越出上窍。治中风五劳，惊痫瘛疭，筋脉伸缩抽掣为瘛疭。或手足抽掣，口眼㖞邪[1]，卒然眩仆，吐涎身软，时发时止为痫。皆阴虚血热，风火相搏，痰随火涌所致。除烦热，疗痈疮，凉血。下胞胎，退无汗之骨蒸，元

① 邪：通“斜”，歪斜，倾斜。《汉书·司马相如传（上）》载其《子虚赋》：“邪与肃慎为邻，右以汤谷为界。”唐·颜师古注：“‘邪’读为‘斜’，为东北接也。”

素曰：四物汤加之治妇人骨蒸。又曰：丹皮治无汗之骨蒸，地骨皮治有汗之骨蒸。神不足者手少阴，志不足者足少阴。肾气丸用之，治神志不足也。《内经》曰：水之精为志，故肾藏志；火之精为神，故心藏神。

单瓣花红者入药，肉厚者佳。酒拌蒸用。畏贝母、菟丝、大黄，忌蒜、胡荽，伏砒。花白者补，赤者利，人所罕悟，宜分别之。

木香

辛、苦，温。三焦气分之药，兼入手太阴、足太阴厥阴三经。能升降诸气，泄肺气，疏肝气，和脾气。怒则肝气上。肺气调，则金能制木而肝平，木不克土而脾和。治一切气痛，九种心痛，痛属胃脘，曰寒痛，热痛，气痛，血痛，湿痛，痰痛，食痛，蛔痛，悸痛。盖君心不易受邪，真心痛者，手足冷过腕节，朝发夕死。呕逆反胃，霍乱泻痢，后重同槟榔用。河间曰：痢疾行血则脓血自愈，调气则后重自除。癃闭，痰壅气结，痃癖癥块，肿毒蛊毒，冲脉为病，气逆里急。杀鬼物，御瘴雾，去腋臭，实大肠，消食安胎。气逆则胎不安。过服泄真气。丹溪曰：味辛气升，若阴火冲上者，反助火邪，当用黄柏、知母，少以木香佐之。好古曰：《本草》主气劣、气不足，补也；通壅导气，破也；安胎健脾胃，补也；除痰癖癥块，破也，不同如此。汪机曰：与补药为佐则补，与泻药为君则泻。时珍曰：诸气膹郁，皆属于肺。上焦气滞用之者，金郁泄之也。中气不运，皆属于脾，中焦气滞用之者，脾胃喜芳香也。大肠气滞则后重，膀胱气不化则癃秘，肝气郁则为痛，下焦气滞用之者，塞者通之也。

形如枯骨，味苦粘舌，色淡黄者良。青木香，从番舶上来。今所用者，皆广木香、土木香。磨汁用。东垣用黄连制，亦有蒸用，面裹煨用者。煨用实肠止泻，生用理气。得黄连，治滞下；得橘皮、肉果、生姜，治腹间滞塞冷气。

甘松香

甘，温。理元气，开脾郁。治腹卒满痛，风疳齿䘌，脚膝气浮。煎汤淋洗。

出凉州及黔蜀。叶如茅。根极繁密，用根。

山柰

辛，温。暖中辟恶。治心腹冷痛，寒湿霍乱，风虫牙痛。

生广中。根叶如生姜。入合诸香用。

良姜

辛，大温。入足太阴、阳明经。暖胃散寒，消食醒酒。治胃脘冷痛，凡心口一点痛，俗言心气痛，非也，乃胃脘有滞或有虫，及因怒、因寒而起。以良姜酒洗七次，香附醋洗七次，焙研。因寒者，姜二钱，附一钱；因怒者，附二钱，姜一钱；寒怒兼者，每钱半，米饮加生姜汁一匙，盐少许服。霍乱泻痢，吐恶噎膈，瘴疟冷癖。肺胃热者忌之。

得茯苓，治胃寒噫逆；得粳米，治霍乱腹痛。

出岭南高州。子名红豆蔻。温肺散寒，醒脾燥湿，消食解酒。东垣脾胃药中常用之。并炒用。或以姜同吴茱萸、东壁土炒过入药者。

草豆蔻一名草果。

辛，温，涩。入足太阴、阳明经。暖胃健脾，破气开郁，燥湿祛寒，除痰化食。治瘴疠寒疟，佐常山能截疟。或与知母同用，取其一阴一阳，治寒热瘴疟。盖草果治太阴独胜之寒，知母治阳明独胜之火。寒客胃痛，散滞气，利膈痰，因滞因寒者多效。霍乱泻痢，噎膈反胃，痞满吐酸，痰饮积聚。解口臭气，酒毒、鱼肉毒。故食料用之。过剂助脾热，耗气损目。

闽产名草蔻，皮黄白，薄而棱峭，仁如砂仁辛香气和。滇广所产名草果。皮黑厚而棱密，子粗而辛臭。虽是一物①，微有不同。面裹煨熟，取仁用。忌铁。

白豆蔻

辛，热。入手、足太阴经。温暖脾胃，散肺中滞气，消酒积，除寒燥湿，化食宽膈。治脾虚疟疾，感寒腹痛，吐逆反胃，肺胃火盛及气虚者禁用。白睛翳膜，白睛属肺。太阳经目眦红筋。太阳脉起目眦。

番舶来者良。研用。得砂仁、生炙甘草，治小儿吐乳；得砂仁、丁香、陈皮，治反胃。

砂仁即缩砂蔤。

辛，温。入手足太阴、阳明、太阳，足少阴七经。补

---

① 虽是一物：草豆蔻与草果并非一物，乃同科不同属的植物。草豆蔻用种子团入药，草果用果实入药。

肺益肾，和胃醒脾，快气调中，通行结滞。治腹痛痞胀，痞满，有伤寒下早、里虚邪入而痞者，有食壅痰塞而痞者，有脾虚气弱而痞者。须分虚实治之。不宜专用利气药，恐变为鼓胀。鼓胀，内胀而外有形，痞胀惟觉满闷而已，皆太阴为病也。噎膈呕吐，上气咳嗽，赤白泻痢，霍乱转筋，奔豚崩带，祛痰逐冷，消食醒酒，止痛安胎，散咽喉口齿浮热，化铜铁骨硬。

出岭南，研用。得檀香、豆蔻，入肺；得人参、益智，入脾；得黄柏、茯苓，入肾；得赤石脂，入大小肠；得白术、黄芩，能安胎止痛。

益智子

辛，温。本脾药，兼入心肾。主君相二火，补心气、命门、三焦之不足，心为脾母，补火故能生土。能涩精固气，又能开发郁结，使气宣通，温中进食，摄涎唾，胃冷则涎涌。缩小便。小便烦数，脬气不足也。雷州益智子，盐炒去盐，同天台乌药等分，为末，酒煮，山药糊丸，盐汤下，名缩泉丸。治呕吐泄泻，客寒犯胃，冷气腹痛，崩带泄精。涩精固气。因热而崩浊者禁用。

出岭南。形如枣核，用仁。

荜茇

辛，热。入手足阳明经。除胃冷，温中下气，消食祛痰。治水泻气痢，牛乳点服。虚冷肠鸣，冷痰恶心，呕吐酸水，痃癖阴疝。又散浮热，治头痛，偏头痛者，口含温水，随左右痛以左右鼻吸一字有效。牙痛，寒痛宜干姜、荜茇、细辛，热痛宜石膏、牙硝，风痛宜皂角、僵蚕、蜂房、二乌①，虫痛宜石灰、雄黄。鼻渊。多服泄真气，动脾肺之火，损目。

出南番，岭南亦有。类椹子而长，青色。去挺用头，醋浸。刮净皮粟，免伤肺上气。

肉豆蔻一名肉果。

辛，温。入手足阳明经。理脾暖胃，下气调中，逐冷祛痰，消食解酒。治积冷心腹胀痛，挟痰、挟食者并宜之。中恶吐沫，小儿吐逆，乳食不下。又能涩大肠，止虚泻冷痢。初起忌用。

出岭南。似草蔻，外有皱纹，内有斑纹。糯米粉裹，煨熟用。得木香、附子，治久泻不止。忌铁。

补骨脂一名破故纸。

辛、苦，大温。能使心包之火与命门之火相通，暖丹田，壮元阳，缩小便。治五劳七伤，腰膝冷痛，肾冷精流，肾虚泄泻，妇人血脱气陷。

南番者色赤，岭南色绿。酒浸蒸用。或童便乳浸，盐水炒用。得菟丝子，治下元虚惫；得杜仲、胡桃，治肾虚腰痛。恶甘草，忌芸薹②、羊血。时珍曰：胡桃佐破故纸，有水火相济之妙。故谚曰：破故纸无胡桃，犹水母之无虾也。青娥丸内用甘草，殆恶而不恶欤？

---

① 二乌：指川乌、草乌。

② 芸薹：油菜。

姜黄

苦，辛。色黄，入脾兼入肝经。理血中之气，下气破血，除风消肿。治气胀血积，产后败血攻心，通月经，疗扑损。

出川广。路玉云：色黄质嫩有须，折之中空有眼，切之分为两片者，为片子姜黄。质粗形扁如干姜，仅可染色，不入汤药。今药肆混市误人，徒有耗气之患，而无治疗之功也。

片子姜黄能入手臂，治风寒湿痹。血虚臂痛者勿用。入臂治痛，兼理血中之气可知。

得肉桂，治寒厥胃痛、产后癥瘕。

郁金

辛，苦。入手少阴、厥阴经。凉心热，散肝郁，下气破血。行滞气，亦不损正气；破瘀血，亦能生新血。治吐衄尿血，妇人经脉逆行，经不下行，上为吐衄诸症。用郁金末，加韭汁、姜汁、童便服，其血自清。痰中带血者，加竹沥。血气诸痛，产后败血攻心，颠狂失心，颠多喜笑，尚知畏惧，症属不足；狂多忿怒，人莫能制，症属有余。此病多因惊忧，痰①血塞于心窍所致。郁金七两，白矾三两，米糊丸服，名白金丸。郁金入心散恶血，明矾化顽痰故也。痘毒入心。郁金一两，甘草二钱半，煮干，焙，研末，冰片五分，每用一钱，加猪血五七滴，新汲水下。治斑痘始有白泡，忽搐入腹，紫黑无脓。下蛊毒。同升麻服，不吐则下。

---

① 痰：《本草备要·草部》卷二“郁金”条为“瘀”，义通。

出川广，体锐圆如蝉肚，外黄内赤，色鲜微香，味苦带甘者真。

蓬莪茂[1]即蓬蒁。

苦、辛，温。入足厥阴经。破气中之血，能通肝经聚血。消瘀通经，开胃化食，解毒止痛。治心腹诸痛，冷气吐酸，奔豚痃癖。酒、醋磨服。痃，小腹积。痃癖多见于男子，癥瘕多见于妇人。莪术香烈，行气通窍，同三棱用，治积聚诸气良。心积曰伏梁，起脐上至心下；肝积曰肥气，在左胁；肺积曰息贲，在右胁；脾积曰痞气，在胃脘右侧；肾积曰奔豚，在小腹上至心下。治之不宜专用下药，恐损真气，宜于破血行气药中加补脾胃药。气旺方能磨积，正旺则邪自消也。《经》曰：大积大聚，其可犯也，衰其大半而止，过者死。东垣五积方，用三棱、莪茂，皆兼人参，赞助成功。虽泄剂，亦能益气。故治气短不能接续，大小七香丸、集香丸、诸汤散中多用之。

根如生姜，术生根下，似鸡鸭卵。坚硬难捣，灰火煨透，乘热捣之。入气分。或醋磨、酒磨，或煮熟用。入血分。得木香，疗冷气攻心；得阿魏，治小儿盘肠。

荆三棱

苦，平。入足厥阴经血分。破血中之气，散一切血瘀气结，疮硬食停，老块坚积。坚者削之。从血药则治血，从气药则治气。须辅以健脾补气药良。消肿止痛，通乳堕胎。功近

---

① 蓬莪茂：也作“蓬莪蒁”，又名“蒁药”，今通称“莪术”。

香附而力峻，虚者慎用。

色黄体重，若鲫鱼而小者良。醋浸炒，或面裹煨。得大黄，治痃癖。

香附即莎草根。

性平气香，味辛能散，微苦能降，微甘能和。血中气药，通行十二经，入脉气分，主一切气。人身以气为主，气盛则强，虚则衰，顺则平，逆则病，绝则死矣。《经》曰：怒则气上，恐则气下，喜则气缓，悲则气消，惊则气乱，思则气结，劳则气耗，此七情之气也。以香附为君，随症而加升降消补之药。利三焦，解六郁，止诸痛。治多怒多忧，痰饮痞满，胕肿腹胀，饮食积聚，霍乱吐泻，肾气脚气，痈疽疮疡，血凝气滞所致。香附一味末服，名独胜丸，治痈疽由郁怒得者。如疮初作，以此代茶，溃后亦宜服之。大凡疮疽喜服香药，行气通血，最忌臭秽不洁触之，毒必引蔓。吐血便血，崩中带下，月候不调，气为血配，血因气行。经成块者，气之凝；将行而痛，气之滞；行后作痛，气血俱虚也；色淡亦虚也，色紫，气之热；色黑则热之甚也；错经者，气之乱；肥人痰多而经阻，气不运也。香附阴中快气之药，气顺则血和畅，然须辅以凉血补气药。丹溪曰：能引血药至气分而生血，此正阳生阴长之义。胎产百病。能推陈致新，故诸书皆云益气。丹溪曰：行中有补，天之所以为天者，健而有常也，健运不息，所以生生无穷，即此理耳。时珍曰：凡人病则气滞而馁，香附为气分君药，臣以参、耆，佐以甘草，治虚怯甚速也。

去毛用。生则上行胸膈，外达皮肤；熟则下走肝肾，旁彻腰膝。童便浸炒，则入血分而补虚；盐水浸炒，则入血分而润燥；或蜜水炒。青盐炒，则补肾气；酒浸炒，则行经络；醋浸炒，则消积聚；且敛其散。姜汁炒，则化痰饮；炒黑又能止血。得高良姜，治心脾冷痛；得紫苏，安胎顺气；得参、术，则补气；得归、地，则补血；得木香，则散滞和中；得檀香，则理气醒脾；得沉香，则升降诸气；得芎䓖、苍术，则总解诸郁；得栀子、黄连，则清降火热；得茯神，则交济心肾；得茴香、破故纸，则引气归元；得厚朴、半夏，则决壅消胀；得紫苏、葱白，则发汗散邪；得三棱、莪茂，则消积磨块；得艾叶，则治血气、暖子宫。

藿香

辛、甘，微温。入手足太阴经。快气和中，开胃止呕，胃弱、胃热而呕者忌用。去恶气，进饮食。治霍乱吐泻，心腹绞痛，肺虚有寒，上焦壅热。能理脾肺之气。古方有藿香正气散，正气通畅，则邪逆自除。

方茎有节，中虚，叶微似茄叶。古不用枝梗，今亦用之，因叶多伪也。得滑石，治暑月泄泻。

兰草

辛，平。利水道，除痰癖，杀虫辟恶，为消渴良药。《经》曰：数食肥甘，传①为消渴。治之以兰，除陈气也。东垣消渴

① 传：通“转”，转变。《逸周书·大聚》：“生无乏用，死无传尸。”唐·陆德明《经典释文》：“传，一作‘转’。”

生津饮，用兰叶，盖本于此。其叶似菊，俗名孩儿菊。非如蒲萱之兰草也。

形色入泽兰下。

泽兰

苦泄热，甘和血，辛散郁，香舒脾。入足太阴、厥阴经。通九窍，利关节，养血气，长肌肉，破宿血，调月经，消癥瘕，散水肿。防己为使，治产后水肿尤良。治产后血沥腰痛，瘀行未尽。吐血鼻血，目痛头风，痈毒扑损。补而不滞，行而不峻，女科要药。古方泽兰丸甚多。

藏器曰：兰草生泽畔，叶光润，根小紫，五月、六月采，阴干。泽兰叶尖微有毛，不光润，茎方节紫，初采时微辛，干之亦辛。时珍曰：紫茎素枝，赤节绿叶，叶对节生，有细齿。以茎圆节长，叶光有歧者为兰草；走气分。茎微方节短，叶有毛者为泽兰。走血分。时珍曰：此草亦可为香泽，浸油涂发，不独指其生泽傍也。吴人呼为香草，俗通呼为孩儿菊，其与兰草为一物二种。雷敩云：大泽兰即兰草也，小泽兰即此泽兰也。

香薷

辛，微温。散皮肤之蒸热，解心腹之凝结。属金水而主肺，为清暑之主药。肺气清，则小便行而热降。暑必兼湿，治暑必兼利湿，若无湿，但为干热，非暑也。治呕逆水肿，熬膏服，小便利则消。脚气、口气，煎汤含漱。单服治霍乱转筋。时珍曰：暑有乘凉饮冷，致阳气为阴邪所遏，反中入内。遂病头痛，发热恶寒，烦燥口渴，吐泻霍乱，宜用之以发越阳气，散暑和脾则愈。若饮食不节、劳役作丧之人，伤暑大热大渴，汗出如雨，烦燥喘促，或泻或吐者，乃内伤之症，宜用清暑益气汤、人参白虎汤之类，以泻火益元可也。若用香薷，是重虚其表，而济之热矣。盖香薷乃夏月解表之药，如冬月之用麻黄，气虚者尤不宜多服。今人谓能解暑，概用代茶，误矣。士材曰：香薷为夏月发汗之药，其性温热，只宜于中暑之人。若中热者误服之，反成大害，世所未知。洁古云：中暑为阴症，为不足；中热为阳症，为有余。《经》曰：气盛身寒，得之伤寒；气虚身热，得之伤暑。故中暑宜温散，中热宜清凉。

陈者胜。宜冷饮，热服令人泻。得厚朴，治伤暑寒症；得白术，治暑湿水肿。

荆芥一名假苏。

辛，温。入足厥阴经气分，兼行血分。能发汗，散风湿，清头目，利咽喉。治伤寒头痛，中风口噤，身强项直，口面㖞斜，目中黑花。又能助脾消食，气香入脾。通利血脉。治吐衄肠风，崩中血痢，产风血运，产后去血过多，腹内空虚，则自生风。故常有崩运之患，不待外风袭之也。荆芥最能散血中之风。华佗愈风散，荆芥三钱，微焙为末，豆淋酒调服，或童便服，诸家云甚效。瘰疬疮肿，清热散瘀，破结解毒，结散热清，则血凉而毒解。为风病、血病、疮家圣药。荆芥，功本治风，又兼治血者，以其入风木之脏，即是藏血之地也。士材曰：风在皮里膜外，荆芥主之，非若防风能入骨肉也。

连穗用，穗在于巅，故善升发。治血炒黑用。得石膏，治风热头痛；得甘草，洗烂疬神效。反鱼蟹、河豚、驴肉。

《韦航细谈》云：凡服荆芥风药，忌食鱼。

薄荷

辛，温。元素曰：凉，盖体温而用凉也。入手、足厥阴，手太阴经。辛能散，凉能清，升浮能发汗。搜肝气而抑肺盛，消散风热，清利头目。治头痛头风，中风失音，痰嗽口气，语涩舌胎，含漱。眼耳咽喉口齿诸病，辛香通窍而散风热。皮肤瘾疹，瘰疬疮疥，惊热凡小儿治惊药，俱宜薄荷汤调。骨蒸，破血止痢。能治血痢，病在凝滞。及涂蜂螫蛇伤。薄荷，猫之酒也，食之醉。被猫伤者，薄荷汁涂之。虚人不宜多服。能发汗疏表，夏月多服，泄人元气。

苏产、气芳者良。得花粉，能清上化痰。

紫苏

辛，温。味辛入气分，色紫入血分。香温散寒，通心利肺，开胃益脾，发汗解肌，和血下气，宽中消痰，祛风定喘，止痛安胎，利大小肠，解鱼蟹毒。多服泄人真气。

气香者良。得陈皮、砂仁，行气安胎；得藿香、乌药，温中止痛；得香附、麻黄，发汗解肌；得芎䓖、当归，和血散血；得桔梗、枳壳，利膈宽肠；得葡子、杏仁，消痰定喘；得木瓜、厚朴，散湿解暑，治霍乱脚气。忌鲤鱼。

苏子与叶同功。润心肺，尤能下气定喘，止嗽消痰，利膈宽肠，温中开郁。有苏子降气汤。

苏梗下气稍缓，虚者宜之。叶发汗散寒，梗顺气安胎，子降气开郁，消痰定喘。表弱气虚者忌用叶，肠滑气虚者忌用子。炒研用。

鸡苏一名水苏，一名龙脑薄荷。

辛，微温。清肺下气理血，辟恶而消谷。治头风目眩，肺痿血痢，吐衄崩淋，喉腥口臭，邪热诸病。《局方》有龙脑鸡苏丸。

方茎中虚，似苏叶而微长，密齿面皱，气甚辛烈。

卷之三

隰草部

甘菊花

苦，平。《别录》曰：甘。得金水之精英，补水制火，益金平木。木平则风息，火降则热除。故能养目血，去翳膜。与枸杞相对，蜜丸久服，永无目疾。治头目眩运，风热。散湿痹游风。

以单瓣、味甘者入药。花小味苦者，名苦薏，非真菊也。真菊延龄，野菊泻人。术、枸杞、地骨皮为使。黄者入阴分，白者入阳分，紫者入血分。可药可饵，可酿可枕，《仙经》重之。

庵蕳子

苦、辛，微寒。《别录》：微温。入足厥阴经血分。行水散血，散中有补。治阳痿经涩，腰膝骨节重痛，产后血气作痛，闪挫折伤。扑打方多用之。能制蛇。见之则烂。

叶似菊而薄，茎似艾而粗。苡薏[①]为使。得桃仁，能治妇人月水不通。

---

① 苡薏：《本草纲目·谷部》卷十五“庵蕳”条、《本草备要·谷菜部》卷二“庵蕳子”条均作“薏苡”。

艾叶

苦，微温。时珍曰：苦而辛。生温，熟热。入足太阴、厥阴、少阴经。纯阳之性，能回垂绝之元阳。理气血，逐寒湿，暖子宫，止诸血，温中开郁，调经安胎。胎动腰痛下血，胶艾汤良。阿胶、艾叶煎服。亦治虚痢。治吐衄崩带，治带要药。腹痛冷痢，霍乱转筋，皆理气血、逐寒湿之效。杀蛔治癣，醋煎。外科有用干艾做汤，投白矾二三钱洗疮，然后敷药者。盖人血气冷，必假艾力以佐阳，而艾性又能杀虫也。以之灸火，能透诸经而治百病。血热为病者禁用。灸火则气下行，入药则热上冲，不可过剂。丹田气弱，脐腹冷者，以熟艾装袋，兜脐腹甚妙。寒湿脚气，亦宜以此夹入袜内。

陈者良，揉捣如绵，谓之熟艾，灸火用。妇人丸散，醋煮捣饼，再为末用。入茯苓数片同研，则易细。煎服宜鲜者。得香附，治心腹痛；得生姜，治粪后下血；得雄黄，治狐惑虫䘌。

茵陈

苦，平，微寒。入足太阳、阳明、太阴经。发汗利水，燥湿去热，为治疸黄之君药。脾胃有湿热则发黄，黄者，脾之色也。热甚者，身如橘色，汗如柏汁；亦有寒湿发黄，身熏黄，面色暗。大抵治以茵陈为主，阳黄加大黄、栀子，阴黄加附子、干姜，各随寒热治之。又治伤寒时疾，狂热瘴疟，头痛头旋，女人癥瘕。皆湿热为病。

青蒿

苦，寒。入足厥阴、少阳血分。治骨蒸劳热，童便捣叶，取汁熬膏。蓐劳虚热，凡苦寒之药，多伤胃气。惟青蒿芬香入脾，独宜于血虚有热之人，以其不犯胃气也。风毒热黄，久疟久痢，瘙疥恶疮，补中明目。

童便浸叶用，熬膏亦良。使子勿使叶，使根勿使茎。得鳖甲，治温疟。

益母草一名茺蔚。

辛、微苦，寒。入手足厥阴经。消水行血，去瘀生新，调经解毒。瘀血去则经调。治血风血运，血痛血淋，胎漏产难，崩中带下。带脉横于腰间，病生于此，故名为带。赤属血，白属气。气虚者，补中益气而兼升提；血虚者，养血滋阴而兼调气。为经产良药。消疔肿乳痈，亦取其散瘀解毒。通大小便。然辛散之药，火盛瞳子散大者忌用。

得炒黑山查，治产后恶露不行。

益母子主治略同，调经益精，明目血滞病目者宜之。活血，顺气逐风，气行则血行，血治则风散。行中有补。治心烦头痛，血虚而热之候。胎产带崩，令人有子。有补阴之功。时珍曰：益母根茎花叶实，皆可同用。若治疮肿胎产，消水行血，则宜并用；若治血分风热，明目调经，用子为良。盖根茎花叶专于行，子则行中有补也。济阴返魂丹，小暑端午或六月六日，采益母茎叶花实，为末蜜丸，治胎产百病。《近效方》捣汁熬膏亦良。

子微炒用。忌铁。

夏枯草

苦、辛，寒。入足厥阴经。补肝血，缓肝火，解内热，散结气。治瘿疬、湿痹，目珠夜痛。楼全善①曰：目珠连目本，即目系也。夜痛及点苦寒药更甚者，夜与寒皆阴也。夏枯气禀纯阳，补厥阴血脉，故治此如神，以阳治阴也。目白珠属阳，故昼痛，点苦寒药则效；黑珠属阴，故夜痛，点苦寒药反剧。

冬至生，夏至枯，故名。用茎叶。得香附、甘草，治目珠疼痛；得香附、贝母，治瘰疬马刀②。

刘寄奴草

苦，温。破血通经，除癥下胀，止金疮血。多服令人吐利③。

一茎直上，叶尖长糙涩，花白蕊黄，如小菊花，有白絮如苦买④絮，子细长，亦似苦买子，茎、叶、花、子皆可用。《南史》⑤：宋高祖刘裕，小字寄奴。微时伐荻⑥新州，遇一大

---

① 楼全善：原作“娄全善”。楼英，一名公爽，字全善，号全斋，明萧山楼塔人。著作有《医学纲目》四十卷、《内经运气类注》四卷等。

② 瘰疬马刀：病名，又称马刀挟瘿、疬串。发于颈腋部之淋巴结结核。因其所发形长如马刀，挟颈所生状如缨络，故称马刀挟瘿。《灵枢·痈疽篇》：“其痈坚而不溃者，为马刀挟瘿，急治之。”

③ 吐利：《本草纲目·草部》卷十五“刘寄奴草”条作“下痢”。

④ 苦买：《本草备要·草部》卷二“刘寄奴草”条作“苦荬”。

⑤ 南史：唐朝李延寿撰，中国历代官修正史“二十四史”之一。纪传体，共八十卷，含本纪十卷，列传七十卷，上起宋武帝刘裕永初元年（420），下迄陈后主陈叔宝祯明三年（589）。记载南朝宋、齐、梁、陈四国一百七十年史事。

⑥ 荻：多年生草本植物，生在水边，叶子长形，似芦苇，秋天开紫花，茎可以编席箔。

蛇，射之。明日往，闻杵臼声。寻之，见童子数人皆青衣，于榛林中捣药。问其故。答曰：我主为刘寄奴所射，今合药傅之。裕曰：神何不杀之？曰：寄奴，王者，不可杀也。裕叱之，童子皆散，乃收药而反。每遇金疮傅之即愈。

旋覆花一名金沸草

咸能软坚，苦、辛能下气行水，温能通血脉。入手太阴、手阳明经。消痰结坚痞，吐[①]如胶漆，噫气不除，“噫”俗作“嗳”，胸中气不畅，故嗳以通之，属不足。亦有挟痰、挟火者，属有余。仲景治汗吐下后，痞硬噫气，有代赭旋覆汤。大腹水肿，去头目风。然走散之药，冷利大肠，虚者慎用。

类金钱菊，去皮、蒂、蕊、壳，蒸用，根能续筋[②]。筋断者，捣汁，滴伤处，滓傅其上，半月不开，筋自续矣。得新绛，治半产漏下。

青箱子[③]一名草决明

苦，微寒。入足厥阴经。祛风热，镇肝明目。治青盲障翳，虫疥恶疮。瞳子散大者忌服。能助阳火。

类鸡冠而穗尖长。得甘菊，治热毒赤眼。

红花古名红蓝花。

辛，温。入手少阴、足厥阴经。破瘀活血，瘀行则血

---

① 吐：《本草纲目·草部》卷十五、《本草备要·草部》卷一“旋覆花”条均作“唾”。

② 根能续筋：此旋花根之功效。旋花与旋覆花乃不同科植物，此处混列于一条。

③ 青箱子：亦作青葙子。

活。有热结于中，暴吐紫黑血者，吐出为好。吐未尽，加桃仁、红花行之。大抵鲜血宜止，瘀血宜行。**润燥，消肿止痛**。凡血热血瘀，则作肿作痛。**治经闭便难，血运口噤，胎死腹中**，非活血行血不能下。**痘疮血热，喉痹不通。又能生新血。须兼补血药为佐使。**

俗用染红，并作胭脂。胭脂活血解毒，痘疔挑破，以油胭脂傅之良。**少用养血，多则行血，过用能使血行不止而毙**。血生于心包，藏于肝，属于冲、任。红花汁与相类，故治血病。有产妇血闷而死，名医陆氏以红花数十斤煮汤，寝妇于上而熏之，汤冷再加，半日而苏。《金匮》有红蓝花酒，云治妇人六十二种风。

大、小蓟

甘，温。日华[①]曰：凉。**皆能破血下气，行而带补。治吐衄肠痈，女子赤白沃[②]，安胎**。凉血之功。**小蓟力微，能破瘀生新，葆精养血，退热补虚，不能如大蓟之消痈肿**。丹溪曰：小蓟治下焦结热血淋。《本事方》：一人冷气入阴囊，肿满疼痛，煎大蓟汁服，立瘥。

两蓟相似，花如髻。大蓟茎高而叶皱，小蓟茎低而叶不皱。皆用根。

续断

苦，微温。别录曰：辛。**辛温补肝，苦温补肾。能宣通**

---

① 日华：《本草备要·草部》卷二“大、小蓟”条作“大明”。

② 赤白沃：证名。赤沃、白沃的合称。赤沃，指带下赤色黏沫；白沃，指带下白色黏沫。

血脉而理筋骨。主伤中，补不足。经疏云：味甘故然。暖子宫，缩小便，破瘀血。治腰痛胎漏，怀妊沥血。崩带遗精，肠风血痢，平胃散一两，川续断二钱半，每服二钱，米饮下，治时痢亦验。痈痔肿毒。又主金疮折跌，时珍曰：续断一名属折，又名接骨，皆以功命名也。止痛生肌。女科外科，需为上剂。

川产良。状如鸡脚，皮黄皱、节节断者真。去向里硬筋，酒浸用。地黄为使。得当归，治劳伤腰痛。

漏芦

咸，寒。入手足阳明经。散皮肤热毒，通经脉，下乳汁，排脓止血，生肌杀虫。治遗精尿血，痈疽发背，痈疽、发背，漏芦为首。盖咸能软坚，寒能解毒，故服之必大便作泻，使邪从下而出也。及预解时行痘疹毒。

闽产，茎如油麻，枯黑如漆者真。甘草拌蒸，连翘为使。

苎麻根

甘，寒。补阴破瘀，解热润燥。治天行热疾，大渴大狂，产前后心烦，漏胎下血，诸淋血淋。捣贴赤游丹毒，痈疽发背，金疮伤折，止血，易痂。鸡鱼骨哽。捣如龙眼大。鸡骨，鸡汤下；鱼骨，鱼汤下。

得建莲、糯米，能固胎元。

汁能化血为水。以生猪血试之可验。

苎皮与产妇作枕，止血运；安腹上，止产后腹痛。散瘀之功。

沤苎汁，疗消渴。

大青

苦，大寒。时珍曰：甘，微咸。解心胃热毒。治伤寒时疾热狂，阳毒发斑，热甚伤血，里实表虚，则发斑。轻如疹子，重如锦纹。紫黑者，热极而胃烂也，多死。《活人书》治赤斑烦痛，有犀角大青汤。黄疸热痢，丹毒喉痹。

茎叶皆深青，故名。用茎叶。茎圆叶长，叶对节生。八月开小红花成簇，实大如椒，色赤。又小青，三月生花，其叶生捣，傅痈肿疮疖甚效。《寿域方》：中暑发昏者，小青叶井水浸去泥，控干，入沙糖擂汁，灌之。

胡卢巴

苦，温。入右肾命门。暖丹田，壮元阳。治肾脏虚冷，阳气不能归元，同附子、硫黄。瘕疝冷气，同茴香、巴戟、川乌、川楝、吴茱萸。寒湿脚气。

出岭南，番舶者良，云是番莱菔子。酒浸一宿，晒干，蒸熟或炒用。

马蔺子一名蠡实。

甘，平。治寒疝喉痹，痈肿疮疖，妇人血气烦闷，血运崩带，利大小肠。久服令人泻。

丛生，叶似薤而长厚，结角子如麻大，赤色有棱。炒用。治疝用醋拌，根、叶同功。

牛蒡子一名鼠黏，一名恶实。

辛，平。润肺解热，散结除风，利咽膈，理痰嗽，消斑疹，利二便，行十二经，散诸肿疮疡之毒，利腰膝凝滞之气。性冷而滑利，痘症虚寒泄泻者忌服。

实如蒲萄而褐色，酒拌蒸，待有白霜重出，以布拭去，焙干，捣粉用。得荆芥，治咽喉不利；得生甘草，治悬痈喉痛；得甘桔，治咽喉痘疹；得薄荷，治风热瘾疹。

根苦寒。竹刀刮净，绞汁，蜜和服，治中风，汗出乃愈。捣和猪脂，贴疮肿及反花疮。肉反出如花状。

苍耳子一名葈耳，即《诗》卷耳。

甘、苦，温。善发汗、散风湿，上通脑顶，下行足膝，外达皮肤。治头痛目暗，齿痛鼻渊，肢挛痹痛，瘰疬疮疥，采根叶熬，名万应膏。遍身瘙痒。作浴汤佳。

去刺，酒拌蒸。得葶苈，治水肿、小便闭。忌猪肉。《圣惠方》云：叶捣汁，治产后痢。

杜牛膝一名天名精，一名地菘。

甘，寒。微毒。能破血止血，吐痰除热，解毒杀虫。治乳蛾喉痹，砂淋血淋，《良方》云：浓煎，加乳、麝少许，神效。小儿牙关紧闭，急慢惊风。不省人事者，绞汁入好酒灌之即苏。以醋拌渣，傅项下。服汁，吐疟痰。惊风服之，亦取其吐痰。嗽汁，止牙痛。捣之，傅蛇虫螫毒。

根白如短牛膝。地黄为使。煎汤洗痔，渣塞患处良。

鹤虱天名精，并根苗而言，地菘言其苗叶，鹤虱言其子也。

苦，辛，有小毒。杀五脏虫，治蛔啮腹痛。面白唇红，时发时止者，为虫痛，肥肉汁调末服。

沈存中《笔谈》云：是杜牛膝子。最黏人衣，有狐气，炒[1]熟则香。

豨莶草

苦，辛，有小毒。时珍曰：生寒，熟温。治肝肾风气，四肢麻痹，筋骨冷痛，腰膝无力，风湿疮疡。若痹痛由脾肾两虚，阴血不足，不由风湿而得者，忌服。风药能燥血。

江东南楚呼猪为豨，其草似猪莶臭，故名。宋张咏进《豨莶表》[2]云：其草金棱银线，素茎紫荄，对节而生，颇同苍耳。臣吃百服，眼目清明。即至千服，须发乌黑，筋力轻健，效验多端。去粗茎，留枝叶花实，酒拌蒸晒九次用。以五月五日、六月六日、七月七日、九月九日采者尤佳。或捣汁熬膏，以甘草、生地煎膏，炼蜜，三味收之，酒调服尤妙。

芦根

甘，寒。益胃降火。治呕哕反胃，胃热火升，则呕逆、食不下。《金匮》方：芦根煎服。消渴客热，伤寒内热，止小便数。肺为水之上源，脾气散精，上归于肺，始能通调水道，下输膀胱。肾为水脏，而主二便，三经有热，则小便数，甚至不能少忍，火性急速故也。芦中空，故入心肺，清上焦热，热解则肺气得行，而小便复其常道矣。解鱼、蟹、河豚毒。

---

① 炒：原作“妙”，据《本草备要·草部》卷二“鹤虱”条改

② 豨莶表：《本草纲目·草部》卷十五“豨莶”条作“豨莶丸表”，《本草备要·草部》卷一“豨莶草”条作“豨莶表”。

取逆水肥厚者，去须、节用。得麦冬，治霍乱烦闷；得麦冬、骨皮、茯苓、橘红、生姜，治骨蒸、肺痿。

芭蕉根

甘，大寒。治天行热狂，烦闷消渴，产后血胀，并捣汁服。涂痈肿结热。为末，油调傅，霜后者佳。

麻黄

辛，温，微苦。僧继洪①云：中牟产麻黄地，冬不积雪，性热，故过服泄真气。入手太阴、足太阳，兼走手少阴、阳明经。发汗解肌，去营中寒邪，卫中风热。调血脉，通九窍，开毛孔。治中风伤寒，中，犹伤也。头痛温疟，咳逆上气，风寒郁于肺经。《经》曰：诸气膹郁，皆属于肺。痰哮气喘，哮症宜泻肺气，虽用麻黄，而不出汗。赤黑斑毒，胃热。一曰斑症。表虚不得再汗，非便闭亦不可下，只宜清解其热。毒风疹痹，皮肉不仁，目赤肿痛，水肿风肿。过剂则汗多亡阳，夏月禁用。汗者心之液，过汗则心血为之动摇，乃骁悍之剂。丹溪以人参、麻黄同用，亦攻补法也。

发汗用茎去节，煮十余沸，掠去浮沫，或用醋汤略泡，晒干备用。亦有用蜜炒者。庶免太发。止汗用根节。无时出汗为自汗，属阳虚；梦中出汗为盗汗，属阴虚。用麻黄根、蛤粉、粟米等分为末，袋盛扑之佳。时珍曰：麻黄发汗，驶不能御；根节止汗，效如影响。物理不可测如此。自汗有风湿、伤风、风温、气

---

① 继洪：元代医僧。著《岭南卫生方》。

虚、血虚、脾虚、阴虚、胃热、痰饮、中暑、亡阳、柔痓等症，皆可加用。盖其性能行周身肌表，引诸药至卫分而固腠理。汗虽为心液，然五脏亦各有汗。《经》曰：饮食饱甚，汗出于胃；惊而夺精，汗出于心；持重远行，汗出于肾；疾走恐惧，汗出于肝；摇体劳苦，汗出于脾。厚朴、白微为之使。得射干，治肺痿上气；得桂心，治风痹冷痛。恶辛夷、石膏。

木贼

甘，微苦。时珍曰：温。能发汗解肌，升散火郁风湿。入足厥阴、少阳血分，益肝胆。治目疾，退翳膜，翳乃肝邪郁遏，不能上通于目。及疝气脱肛，肠风痔漏，赤痢崩中诸血病。得槐子、枳实，治多年痔疾出血。

灯心草

甘，寒。吴绶曰：淡平。降心火，心能入心。清肺热，利小肠，心与小肠相表里，心火清则肺清、小肠亦清，而热从小便出矣。通气止血。治五淋水肿。烧灰吹喉痹，涂乳止夜啼。擦癣最良。缚成把，擦摩极痒时，虫从草出，浮水可见，十余次能断根。

生地黄

甘、苦，大寒。入心肾。泻丙火，小肠为丙火，钱仲阳①导赤散与木通同用。清燥金，胃、大肠火。消瘀通经，平诸血

---

① 钱仲阳：即钱乙，字仲阳。宋代医学家，尤其在小儿科最有建树。著有《小儿药证直诀》。

逆。**治吐衄崩中**，唾血者，血随唾出；咯血者，随痰咯出，或带血丝，出肾经及肺经。自两胁逆上吐出者，属肝经。衄血者，血溢于脑，从鼻而出；咳血者，咳出痰内有血，并属肺经。吐出、呕出，成盆成碗，属胃经。经漏不止曰崩。血热则妄行，宜以此凉之。虚人忌用，用干地黄可也。**伤寒阳强，痘症大热**。痘症用之甚多。**多服损胃**。

生掘[①]鲜者，捣汁饮之，或用酒制，则不伤胃。生则寒，干则凉，熟则温。故分为三条，以便施用。

干地黄

甘、苦，寒。入手足少阴、厥阴及手太阳经。滋阴退阳，凉血生血。治血虚发热，《经》曰：阴虚生内热。**劳伤咳嗽**，咳嗽阴虚者，地黄丸为要药，亦能除痰。丹溪曰：久病阴火上升，津液生痰不生血，宜补血以制相火，其痰自除。**痿痹惊悸**，有触而心动曰惊，无惊而自动曰悸，即怔忡也。有因心虚火动者，有因肝虚胆怯者，有因水停心下者，火畏水，故悸也。地黄能交心肾而益肝胆，亦能行水，故治之。**吐衄尿血**，痛为血淋，不痛为尿血。由心肾气结，或忧思房劳所致。多属虚寒，不可专作热治。**血运崩中**，《经》曰：阴虚阳搏谓之崩。**足下热痛，折跌绝筋**。生地一斤，瓜姜糟一斤，生姜四两，炒热，罨伤折处，冷则易之。又生地汁三升，酒升半，煮服，下扑损瘀血。**填骨髓，长肌肉，利大小**

① 掘：原作“握”，据《本草纲目·草部》卷十六“生地黄”、《本草备要·草部》卷一“生地黄”条改。

便，调经安胎。又能杀虫，治心腹急痛。崔元亮①《海上方》：治一切心痛，无问新久。以地黄一味，随人所食多少，捣绞取汁，和面作饦饦食，能利出虫。忌用盐。

江浙生者，南方阳气力微；北方生者，纯阴力大。以怀庆肥大、菊花心者良。酒制则上行、外行，姜制则不泥膈。恶贝母，畏芜荑，忌莱菔、葱、蒜、铜铁器。得酒、门冬、丹皮、当归良。

熟地黄

甘，微温。入手足少阴、厥阴经。滋肾水，补真阴，填骨髓，生精血，聪耳明目，耳为肾窍，目为肝窍。目得血而能视，耳得血而能听。黑发乌髭。治劳伤风痹，胎产百病，为补血之上剂。丹溪曰：产前当清热养血为主，产后宜大补气血为主，虽有杂症，从末治之。

以酒拌砂仁末，浸蒸晒九次用。地黄性寒，得酒与火与日，则温。性泥，得砂仁，则利气，且能引入丹田。

牛膝

苦、酸，平。入足厥阴、少阴经。能引诸药下行。酒蒸则益肝肾，强筋骨。治腰膝骨痛，足痿筋挛，下行故理足，补肝则筋舒，血行则痛止。阴痿失溺，筋衰则阴痿，肾虚则失溺。久疟下痢，伤中少气。以上皆补肝肾之功。生用，则散恶血，破癥结，血行则结散。治心腹诸痛，淋痛尿血，热蓄膀

---

① 崔元亮：字晦叔，磁州昭义人。

胱，溺涩而痛曰淋。气淋便涩余沥，劳淋房劳即发，冷淋寒战后溲，膏淋便出如膏，石淋精结成石，尿血即血淋也。色鲜者，心与小肠实热；色瘀者，肾与膀胱虚冷。张子和曰：石淋乃肝经移热于胞中，日久熬煎成石，非肾与小肠病也。大法治淋宜通气、清心、平火、利湿。不宜用补，恐湿热得补增剧也。牛膝，淋症要药，血淋尤宜用之。杜牛膝亦可。又有中气不足致小便不利者，宜补中益气，《经》所谓气化则能出是也。忌用淋药通之。**经闭产难，**下行之效。误用堕胎。**喉痹齿痛，**引火下行。**痈肿恶疮，金疮伤折，**以上皆散恶血之功。**出竹木刺。**捣烂罨之即出，纵疮口合，刺犹自出。**然性下行滑窍，梦遗失精，脾虚下陷，因而腿膝肿痛者禁用。**

川产、怀产，以长大肥润者良。下行生用，入滋补药酒浸蒸。得肉苁蓉，益肾；得杜仲，补肝。恶龟甲，畏白前，忌牛肉。

紫菀

苦、辛，温。润肺下气，补虚调中，消痰止渴。治寒热结气，咳逆上气，咳吐脓血，专治血痰，为血劳圣药。**肺经虚热，小儿惊痫。**亦虚而有热。**能开喉痹，取恶涎。然辛散性滑，不宜多用独用。**郭佩兰《本草汇》云：苦能达下，辛可益金，故吐血保肺，收为上剂。虽入至高，善于达下，使气化及于州都，小便自利，人所不知。州都，膀胱也。士材曰：辛而不燥，润而不寒，补而不滞，诚金玉君子，非多用独用，不能速效。

形如重薹，根作节，紫色润软者良。人多以车前、旋覆根伪之，误服误人。**去头、须，蜜水浸，焙用。款冬为使。**

得乌梅、百部、款冬，治久嗽；得白前、半夏、大戟，治水气喘逆。恶天雄、瞿麦、藁本、远志，畏茵陈。

白者名女菀。时珍曰：紫入血分，白入气分。《肘后方》治人面黑令白方：女菀三分，铅丹一分，为末，醋浆服一刀圭，日进三服，十日大便黑，二十一日面白便止。《千金方》用酒服，男十日，女二十日，黑色皆从大便去。三十岁后肺气渐减，不可服也。

麦门冬

甘，平，微寒。入手少阴太阴、足阳明经。清心润肺，强阴益精，泻热除烦，微寒能泻肺火，火退则金清，金旺则水生，阴得水养，则火降心宁而精益。消痰止嗽，午前嗽多属胃火，宜芩、连、栀、柏、知母、石膏；午后嗽及日轻夜重者，多属阴虚，宜五味、麦冬、知母、四物。行水生津。肺清则水道下行，故治浮肿；火降则肾气上腾，故又治消渴。治呕吐，胃火上冲则呕，宜麦冬。又有因寒、因食、因痰、因虚之不同。痿蹶，手足缓纵为痿蹶。阳明湿热上蒸于肺，故肺热叶焦，发为痿蹶。《经疏》曰：麦冬实足阳明胃经之正药。客热虚劳，脉绝短气。同人参、五味，名生脉散。盖心主脉，肺朝百脉，补肺清心，则气充而脉复。又有脉绝将死者，服此能复生之。夏月火旺灼金，服之尤宜。东垣曰：人参甘寒，泻火热而益元气；麦冬苦寒，滋燥金而清水源；五味酸温，泻丙火而补庚金，益五脏之气也。肺痿吐脓，血热妄行，经枯乳闭，明目悦颜。益水清火。但性寒而泄，气弱胃寒人禁用。

肥大者良，去心用。时珍曰：麦须曰虋，此草根似麦而有须，其叶如韭，凌冬不凋，故谓之麦虋冬，及有乌韭、禹韭、忍冬诸名。俗作门冬，便于字也。可以服食断谷，又有余粮、不死之称。地黄、车前为使。得阿胶、地黄、麻仁，同为润经复脉之剂；得五味子，能都摄肺肾之津液。恶款冬，畏苦参、青箱、木耳。

冬葵子

甘，寒，滑。润燥利窍，通营卫，滋气脉，行津液，利二便，消水肿，用榆皮等分煎服。通关格，下乳滑胎。

以秋种葵，覆养经冬，至春作子者，谓之冬葵。时珍曰：八、九月种者为冬葵，经年收采；正月复种者为春葵，不堪入药。根叶同功。得缩砂仁，治乳汁蓄痈；得牛膝，下胞衣。

蜀葵花　赤者治赤带，白者治白带；赤者治血燥，白者治气燥。亦治血淋、关格，皆取其寒润滑利之功。

款冬花

辛，温。入手太阴经。泻热润肺，消痰除烦，定惊明目。治咳逆上气，喘渴，肺虚挟火。喉痹，肺痿肺痈，咳吐脓血。为治嗽之要药。烧烟以筒吸之亦良。百合、款冬等分蜜丸，名百花膏，治咳嗽痰血。凡阴虚劳嗽，通用款冬、紫菀、百部、百合、沙参、生地、麦冬、五味、知、柏、芩、芍。如内热骨蒸，加丹皮、地骨。若嗽而复泻者，为肺移热于大肠，脏腑俱病；嗽而发热不止者，为阴虚火炎，皆难治。寒热虚实，皆可施用。《本草汇》曰：隆冬独秀，先春开敷。得肾之体，先肝之用，故为温肺理嗽之最。大抵咳必因寒，寒为冬气，入肺为逆。款冬非肺家专药，乃使肺邪从肾顺流而出也。

十一二月开花如黄菊，微见花、未舒者良。生河北、关中，世多以枇杷蕊伪之。拣净花，甘草水浸一宿，暴用。得紫菀良。杏仁为使。得白微、贝母、百部，治肺实鼻塞；得黄连，傅口中疳疮。恶皂荚、硝石、玄参，畏黄耆、贝母、连翘、麻黄、青葙、辛夷、黄芩。虽畏贝母，得之反良。

决明子

甘、苦、咸，平。入足厥阴经，除风热。治一切目疾，故有决明之名。又曰益肾精。瞳子神光属肾。《日华》曰：明目甚于黑豆，作枕治头风。

状如马蹄，俗呼马蹄决明。捣碎煎。恶大麻仁。

地肤子

甘、苦，寒。益精强阴，入膀胱，除虚热，利小便而通淋。时珍曰：无阴则阳无以化。亦犹东垣治小便不通，用知、柏滋肾之意。王节斋曰：小便不禁或频数，古方多以为寒，而用温涩之药。殊不知属热者多。盖膀胱火邪妄动，水不得宁，故不能禁而频数也。故老人多频数，是膀胱血少，阳火偏旺也。治法当补膀胱阴血，泻火邪为主，而佐以收涩之剂，如牡蛎、山茱、五味之类，不可独用。病本属热，故宜泻火，因水不足，故火动而致便数。小便既多，水益虚矣。故宜补血。补血泻火，治其本也。收之涩之，治其标也。治癞疝，散恶疮。煎汤，洗疮疥良。叶作浴汤，去皮肤风热丹肿，洗眼除雀盲涩痛。

叶如蒿，茎赤，子类蚕砂。得生地，治风热赤目；得桂心、白术，治狐疝阴癞；得黄芩、地榆，治赤痢不止。恶螵蛸。

瞿麦

苦，寒。降心火，利小肠，逐膀胱邪热，为治淋要药。八正散用之。破血利窍，决痈消肿，明目去翳，通经堕胎。性利善下，虚者慎用。宗奭曰：心经虽有热，而小肠虚者服之，则心热未清，而小肠别作病矣。

花大如钱，红白斑斓，色甚妩媚，俗呼洛阳花。用蕊、壳。牡丹皮为使。得栝楼、茯苓、山芋、鸡子，治便闭；得山栀、甘草、葱白、灯心，治溺血。恶螵蛸。产后淋当去血，瞿麦、蒲黄皆为要药。

王不留行

甘、苦，平。其性行而不住，能走血分，通血脉，乃阳明、冲、任之药。阳明多气多血。除风去痹，止血定痛，通经利便，下乳催生。俗云：穿山甲、王不留，妇人服之乳长流。治金疮止血痈疮散血，出竹木刺。孕妇忌之。

花如铃铎，实如灯笼，子壳五棱。取苗、子蒸，浆水浸用。得黄檗，治误吞钱石。

葶苈

辛、苦，寒。大降气，善逐水。行膀胱水。肺中水气膹急者，非此不能除。破积聚癥结，伏留热气，消肿除痰，止嗽定喘，水湿泛溢，为肿胀，为痰嗽，为喘满。通经利便。久服令人虚。《十剂》曰：泄可去闭，葶苈、大黄之属是也。大黄泻阴分血闭，葶苈泻阳分气闭。气味俱厚，不减大黄。然有甜苦二种，甜者性缓，苦者性急，泄肺而伤胃，宜大枣辅之。仲景有葶苈大枣泻肺汤，治肺气喘急不得卧。辅以大枣，补土所以制水。

子如黍米，微长色黄。合糯米微炒，去米用。得酒良。榆皮为使。得汉防已，治阳水暴肿。

车前草

甘，寒。凉血去热，止吐衄，消瘕瘀，明目通淋。凡利水之剂，多损于目，惟此能解肝与小肠之热，湿热退而目清矣。雷敩曰：使叶勿使茎、蕊。

子：甘，寒。《别录》曰：咸。清肺肝风热，渗膀胱湿热，利小便而不走气，与茯苓同功。强阴益精，令人有子。肾有二窍，车前子能利水窍而固精窍。精盛则有子，五子衍宗丸用之。枸杞、菟丝各八两，五味、覆盆各四两，车前二两，蜜丸。惯遗泄者，车前易莲子。时珍曰：入服食，须佐他药，如六味丸之用泽泻可也。若单用则过泄。治湿痹五淋，暑湿泻痢，欧阳文忠公患暴下，夫人买市人药一帖，进之而愈。力叩其方，则车前子一味为末，米饮服二钱匕。此药利水道而不动气，水道利则清浊分，而谷脏自止矣。目赤障翳，能除肝热。催生下胎。

酒蒸捣饼，焙研。酒蒸捣饼，入滋补药；炒研，入利水泄泻药。得牛膝，疏肝之性，导引利水；得菟丝子，升清降浊，能补虚明目。

马鞭草

苦，微寒。破血通经，杀虫消胀。治气血癥瘕，痈疮阴肿。捣涂。

墟陌甚多。方茎，叶似益母对生，夏秋开细紫花，穗如车前草，类蓬蒿而细。根白而小。用苗、叶。

旱莲草一名鳢肠，又一名金陵草。

甘、咸，平。补肾止血，黑发乌髭。《千金方》金陵煎丸，用姜汁、白蜜和合，益髭须，变白为黑。

苗如旋覆，实似莲房，断之有汁，须臾而黑。熬膏良。

连翘

苦，平。入手少阴、厥阴经气分而泻火，兼除手足少阳、手阳明经气分湿热。散诸经血凝气聚，营气壅遏，卫气郁滞，遂成疮肿。利水通经，杀虫止痛，消肿排脓，皆结者散之。凡肿而痛者为实邪，肿而不痛为虚邪，肿而赤者为结热，肿而不赤为留气停痰。为十二经疮家圣药。《经》曰：诸疮痛痒，皆属心火。

得瞿麦、大黄、甘草，治项旁马刀；得脂麻，治瘰疬结核。

青黛

咸，寒。色青，泻肝。散五脏郁火，解中下焦蓄蕴风热。一妇患脐、腹，二阴遍生湿疮，热痒而痛，出黄汁，二便涩。用鳗鲡、松脂、黄丹之类涂之，热痛愈甚。其妇嗜酒，喜食鱼虾发风之物，乃用马齿苋四两研烂，入青黛一两和涂，热痛皆去，仍服八正散而愈。此中下焦蓄蕴风热。毒气若不出，当作肠痈内痔。后此妇不能禁酒及发风物，果仍发痔。治伤寒发斑，吐咯痢血，阴虚火炎者忌用。合杏仁研，置柿饼中煨食，名圣饼子，治咯血。小儿惊痫，疳热丹热。傅痈疮、蛇犬毒。

即靛花。取娇碧者，水飞净用。内多石灰，故须淘净。得黄连，泡汤，洗烂弦风眼。

蓼实

辛，温。温中明目，耐风寒，下水气。保升曰：蓼类甚多，有青蓼、香蓼、水蓼、马蓼、紫蓼、赤蓼、木蓼七种。时珍曰：古人种蓼为蔬，收子入药，今惟酒曲用其汁耳。以香蓼、青蓼、紫蓼为良。

得蜜和鸡子白，涂小儿头疮。

萹蓄一名扁竹。

苦，平。杀虫疥，利小便。治黄疸热淋，蛔咬腹痛，女子阴蚀。

叶细如竹，弱茎蔓引，促节有粉，三月开细红花。

蒺藜子

苦、辛，温。补肾，泻肺散肝，益精明目。肝以散为补，凡补肝药，皆能明目。治虚劳腰痛，遗精带下，咳逆肺痿，乳闭癥瘕，痔漏阴㿉，肺、肝、肾三经之病，催生堕胎。刺蒺藜主恶血，故能破癥下胎。

得鸡子油，治偏枯神效；得贝母，下死胎；得当归，通月经。

沙苑蒺藜：绿色似肾，炒用。亦可代茶。得鱼鳔，能聚精气。

刺蒺藜：三角有刺。去刺，酒拌蒸。风家宜刺蒺藜，补肾则沙苑者为优。余功略同。《瑞竹堂方》：牙齿打动者，蒺藜根烧灰傅之。

谷精草

辛，温。入足阳明、厥阴经。明目退翳，功在菊花之上。亦治喉痹齿痛，阳明风热。

收谷后，荒田中生。叶似嫩秧，花如白星。小儿雀盲者，羯羊肝一具，不洗，竹刀割开，入谷精煮熟食之。或作丸，茶下。

海金砂

甘，寒。除小肠、膀胱血分湿热。治肿满，五淋，茎痛。得栀子、牙硝、蓬砂，治伤寒热狂。大热利小便，此釜底抽薪之义也。

茎细如线，引竹木上，叶纹皱处，有砂黄赤色。忌火。

紫花地丁

辛、苦，寒。治痈疽发背，疔肿瘰疬，无名肿毒。

叶如柳而细，夏开紫花，结角。生平地者起茎，生沟壑者起蔓。

毒草部

大黄

苦，大寒。入足太阴，手足阳明、厥阴经血分。治伤寒时疾，发热谵语，大肠有燥粪，故谵语，宜下之。温热瘴疟，下痢赤白，腹痛里急，黄疸水肿，癥瘕积聚，积久成形谓之积，属阴；聚散无常谓之聚，属阳。积多是血，或食或痰，聚多是气。留饮宿食，心腹痞满，二便不通，皆土郁夺之。血闭血积，一切实热，血中伏火。能荡涤肠胃，推陈致新。成无己曰：热淫所胜，以苦泄之。大黄之苦，以荡涤瘀热，下燥结而泄胃强。东垣曰：推陈致新，如定祸乱致太平，所以有将军之号。然伤元气而耗阴血。下多亡阴。若病在气分，胃虚血弱人禁用。妊娠产后，并勿轻用。

川产锦纹者良。用有酒浸、酒蒸，生、熟之不同。仲景太阳门调胃承气汤，大黄注曰酒浸；阳明门大承气汤，大黄注曰酒洗；少阳、阳明小承气汤，大黄不用酒制，皆有分别。东垣曰：用之于下，必生用。若邪气在上，非酒不至，必用酒浸，引上至高之分，驱热而下。如物在高巅，必射以取之也。若用生者，则遗至高之邪热，是以愈后，或目赤、或喉痹、或头肿、或膈上热疾生也。黄芩为使。得桃仁、紫石英，疗女子血闭；得杏仁，疗伤损瘀血。恶干漆。

商陆

苦，寒，有毒。疗水肿胀满，肿属脾，胀属肝。肿则阳气犹行，如单胀而不肿者名蛊胀，为木横克土，难治。肿胀朝宽暮急为血虚，暮宽朝急为气虚，朝暮俱急为气血两虚。由心腹而散四肢者吉，由四肢而入心腹者危。男自下而上，女自上而下，皆难治。**瘕疝痈肿，喉痹。**薄切醋炒，涂喉中良。**泻蛊毒，傅恶疮。**

取花白者根，赤者伤人，只堪贴脐，入麝三分捣贴，小便利则肿消。**黑豆汤浸蒸用。得蒜良。**

蔄茹

辛，寒，有小毒。蚀恶肉，排脓血，杀疥虫，除热痹，破癥瘕。

根如莱菔，皮黄肉白。叶长微阔，折之有汁。结实如豆，一颗三粒。甘草为使。得乌鲗骨，治妇人血枯。恶门冬。

大戟

苦，寒，有毒。能泻脏腑水湿，行血发汗，利大小便。治十二水，腹满急痛，积聚癥瘕，颈腋痈肿，风毒脚肿，通经堕胎。误服损真气。时珍曰：痰涎之为物，随气升降，无处不到。入心则迷窍，成癫痫；入肺则塞窍，为咳喘背冷；入肝则胁痛干呕，寒热往来；入经络则麻痹疼痛；入筋骨则牵引隐痛；入皮肉则瘰疬痈肿。陈无择以控涎丹主之。大戟能泻脏腑水湿，甘遂能行经络水湿，白芥子能散皮里膜外痰气，惟善用者能收奇功也。痘疮变黑归肾，洁古枣变百祥丸，用大戟制枣，去戟用枣，以泻肝邪，非泻肾也。实则泻其子，因肾邪实而泻其肝也。

杭产紫者良。北产白者甚峻利，能伤人。**浆水煮，去骨晒**

干用。赤小豆为使。得大枣，则不损脾；得干姜，治水肿喘急。畏菖蒲，反甘草，恶薯蓣。

泽漆

辛、苦，微寒。消痰退热，止嗽杀虫，利大小肠。治大腹水气，益丈夫阴气。

生平泽，叶圆黄绿，颇类猫睛，一名猫儿眼睛草，茎中有白汁，黏人。时珍曰：《别录》云是大戟苗，非也，功相类而。

甘遂

苦，寒，有毒。能泻肾经及隧道水湿，直达水气所结之处，以攻决为用，为下水之圣药。仲景大陷胸汤用之。主十二种水，大腹肿满，名水蛊。喻嘉言曰：胃为水谷之海，五脏六腑之源。脾不能散胃之水精于肺，而病于中；肺不能通胃之水道于膀胱，而病于上；肾不能司胃之关，时其蓄泄，而病于下，以致积水浸淫，无所底止。好古曰：水者，脾肺肾三经所主。有五脏六腑十二经之部分，上头面，中四肢，下腰脚，外皮肤，中肌肉，内筋骨。脉有尺寸之殊，浮沉之别，不可轻泻。当知病在何经何脏，方可用之。水肿有痰裹、食积、瘀血，致清不升、浊不降而成者；有湿热相生、隧道阻塞而成者；有燥热冲击，秘结不通而成者，症属有余。有服寒凉，伤饮食，中气虚衰而成者；有大病后正气衰惫而成者；有小便不通，水液妄行，脾莫能制而成者，症属不足。宜分别治之。然其源多由中气不足而起。丹溪曰：水病当以健脾为主，使脾实而气运，则水自行。宜参、苓为君，视所挟症加减。苟徒用利水药，多致不救。瘕疝积聚，留饮宿食，痰迷癫痫。虚者忌用。

皮赤肉白，根作连珠，重实者良。面裹煨熟用。或用甘草、荠苨汁浸三日，其水如墨，以清为度，再面裹煨。瓜蒂为使。得大黄、阿胶，治妇人血结；得大麦面，治膜外水气。恶远志，反甘草。仲景治心下留饮，与甘草同用，取其相反以立功也。有治水肿及肿毒者，以甘遂末傅肿处，浓煎甘草汤服之，其肿立消。二物相反，而感应如此。

续随子一名千金子。

辛，温，有毒。行水破血。治癥瘕痰饮，冷气胀满，蛊毒鬼疰。利大小肠，下恶滞物，涂疥癣疮。玉枢丹用之，治百病多效。《经疏》曰：乃以毒治毒之功。

去壳，取色白者，以纸包压去油，取霜用。时珍曰：续随与大戟、泽漆、甘遂，茎叶相似，主疗亦相似，长于利水。用之得法，皆要药也。

蓖麻子

辛，甘，有毒。性善收，亦善走，能开通诸窍、经络。治偏风不遂，㖞斜、捣饼。左贴右，右贴左，即正。口噤，鼻窒耳聋，捣烂绵裹，塞耳塞鼻。喉痹舌胀。油作纸，燃烟熏。能利水气，治水癥浮肿。研服，当下青黄水。壮人只可五粒。能出有形滞物，治针刺入肉，捣敷伤处，频看，刺出即去药，恐努出好肉。竹木骨哽，蓖麻子一两，凝水石二两，研匀。以一捻置舌根，噙咽，自然不见。胞胎不下。蓖麻二粒，巴豆一粒，麝香一分，贴脐中并足心，胎下即去之。若子肠挺出者，捣膏涂顶心，即收。能追脓拔毒，傅瘰疬恶疮，外用屡奏奇功。鹈鹕油能引药气入内，蓖麻油能拔病气出外，故诸膏多用之。**然有毒热，气味颇近巴豆，内服不可轻率。**去皮，黄连水浸，每晨用浸水，吞一粒至三四粒，治大风疥癞。

形如牛蜱，黄褐有斑。盐水煮，去皮研。或取油用。忌铁。食蓖麻者，一生不得食炒豆，犯之必胀死。其油能伏丹砂、粉霜。

常山

辛、苦，寒，有毒。能引吐行水，去老痰积饮，治诸疟。然悍暴损真气，弱者慎用。痰有六：风痰、寒痰、湿痰、热痰、食痰、气痰也。饮有五，流于肺为支饮，于肝为悬饮，于心为伏饮，于经络为溢饮，于肠胃为痰饮。常山力能吐之、下之。又常山吐疟痰，瓜蒂吐热痰，乌附尖吐湿痰，莱菔子吐气痰，藜芦吐风痰。时珍曰：常山、蜀漆劫痰截疟，须在发散表邪及提出阳分之后用之。疟有经疟、脏疟、风、寒、暑、湿、痰、食、瘴、鬼之别，须分阴阳虚实，不可概论。常山、蜀漆，得甘草则吐，得大黄则利，得乌梅、穿山甲则入肝，得小麦、竹叶则入心，得秫米、麻黄则入肺，得龙骨、附子则入肾，得草果、槟榔则入脾。盖无痰不作疟，二物之功，亦在驱逐痰水而已。士材曰：常山发吐，惟生用、多用为然。与甘草同用亦必吐。若酒浸炒透，但用钱许，每见奇功，未见其或吐也。世人泥于雷敩老人久病忌服之说，使良药见疑，沉疴难起，抑何愚耶。

鸡骨者良，酒浸蒸或炒用。得知母、贝母、草果，治诸疟；得丹砂，能劫疟；得槟榔、草果，治瘴疟；得甘草，治肺疟；得豆豉、乌梅、竹叶，治肾疟；得小麦、淡竹叶，治温疟；得黄连，治积年久疟。忌葱茗。

蜀漆：即常山苗。辛，平，有毒。功用略同。古方有蜀漆散，取其苗性轻扬，发散上焦邪结。甘草水拌蒸。栝楼为使。一云桔梗为使。得云母、龙骨，治牝疟独寒；得麻黄、甘草、牡蛎，治牡疟独热。恶贯众。

藜芦

辛，寒，有毒。入口即吐，善通顶，令人嚏，风痫症用之。取根去头用。黄连为使，反细辛、芍药、诸参，恶大黄，畏葱白。吐者服葱汤即止。

附子

辛，温，有大毒。通行十二经。能引补气药以复散失之元阳，引补血药以滋不足之真阴，引发散药开腠理，以逐在表之风寒，同干姜、桂枝，温经散寒发汗。引温暖药达下焦，以祛在里之寒湿。能引火下行，亦有津调贴足心者。治三阴伤寒，三阴中寒夹阴，身虽大热，而脉沉细者；或厥冷腹痛，甚则唇青囊缩者，急须用之。若待阴极阳竭而用之，已迟矣。东垣治阴盛格阳，伤寒面赤目赤，烦渴引饮，脉七八至。但按之则散，用姜附汤加人参，投半斤，得汗而愈，此神圣之妙也。中寒中风，卒中曰中，渐伤曰伤。轻为感冒，重则为伤，又重则为中。气厥痰厥，虚寒而厥者宜之。如伤寒阳盛格阴，身冷脉伏，热厥似寒者，误投立毙。咳逆风寒。呕哕，胃寒。膈噎，膈噎多由气血虚，胃冷、胃稿①而成。饮可下而食不可下，稿在吸门，喉间之厌会也。食下胃脘

① 稿：通“槁”，枯槁。南朝趁徐陵《在北齐兴宗室书》：“因以形如稿本，心若死灰。”

痛，须臾吐出，槁在贲门，胃之上口也，此上焦，名噎。食下良久吐出，槁在幽门，胃之下口也，此中焦，名膈。朝食暮吐，槁在阑门，大小肠下口也，此下焦，名反胃。又有痰饮、食积、瘀血壅塞胃口者。如寒痰胃冷，则宜姜、附、参、术；胃槁者当滋润，宜四物、牛羊乳，血瘀者加韭汁。**脾泄**，命火不足。**冷痢寒泻，霍乱转筋**，脾虚寒客中焦为霍乱，寒客下焦肝肾为转筋。热霍乱者禁用。**拘挛风痹，癥瘕积聚，督脉为病，脊强而厥，小儿慢惊，痘疮灰白，痈疽不敛，一切沉寒痼冷之症。助阳退阴，通经堕胎**。凡阴症用姜、附药，宜冷服，热因寒用也。盖阴寒在下，虚阳上浮，治之以寒，则阴益甚；治之以热，则拒格不纳。用热药冷饮，下嗌之后，冷体既消，热性便发，情且不违，而致大益，此反治之妙也。又有寒药热饮治热症者，此寒因热用，义亦相同也。《经》曰：正者正治，反者反治。如用寒治热，用热治寒，此正治也；或以寒治寒，以热治热，此反治也。《经》所谓必伏其所主，而先其所因。盖借寒药、热药为反佐，以作向导也，亦曰从治。

母为乌头，附生者为附子，连生者为侧子，细长者为天雄，两歧者为乌喙。五物同出异名。附子以西川彰明赤水产者为最，皮黑体圆，底平八角，重一两以上者良。或云二两者更胜，然难得。**生用发散，熟用峻补**。赵嗣真曰：仲景麻黄附子细辛汤，熟附配麻黄，发中有补；四逆汤生附配干姜，补中有发，其旨微矣。**水浸面裹煨，令发拆**[①]**，乘热切片，炒黄，去火毒用。又法，甘草二钱，盐水、姜汁、童便各半盏煮**

---

① 拆：《本草备要·草部》卷二“附子”条为“坼”。

熟用。畏人参、黄耆、甘草、防风、犀角、绿豆、童便，反贝母、半夏、栝楼、白及、白敛。中其毒者，黄连、犀角、甘草煎汤解之，黄土水亦可解。

乌头即附子母，功同附子而稍缓。附子性重峻，温脾逐寒；乌头性轻疏，温脾逐风。寒疾宜附子，风疾宜乌头。

乌附尖吐风痰，治癫痫，取其锋锐，直达病所。丹溪治许白云，屡用瓜蒂、栀子、苦参、藜芦等剂，吐之不透。后用附子尖和浆水与之，始得大吐胶痰数桶。

天雄辛温，有大毒。补下焦命门阳虚。宗奭、元素皆云补上焦。丹溪曰可为下部之佐。时珍曰：其尖皆向下生，故下行。然补下乃所以益上也，若上焦阳虚，则属心肺之分，当用参、耆，不当用雄、附矣。治风寒湿痹，为风家主药，发汗又能止阴汗。

侧子辛，大热，有大毒。散侧旁生，宜于发散四肢，充达皮毛，治手足风湿诸痹。

草乌头

苦、辛，大热，有大毒。搜风胜湿，开顽痰，治顽疮，以毒攻毒，颇胜川乌。然至毒，无所酿制，不可轻投。

野生，状类川乌，亦名乌喙。姜汁炒，或豆腐煮用。

白附子

辛、甘，大温，有小毒。阳明经药。其性纯阳，能引药势上行，治面上百病。阳明之脉营于面，白附能去头面游风。作面脂，消斑疵。补肝虚，祛风痰。治心痛血痹，诸风冷气，中风失音，阴下湿痒。

根如草乌之小者，长寸许，皱纹有节。炮用。弘景曰：此药久绝，无复真者。今惟凉州生。

天南星

辛、苦，温，有大毒。入手足太阴、足厥阴经。治风散血，南星、防风等分为末，治破伤风、刀伤、扑伤如神，名玉真散。破伤风者，药敷疮口，温酒调下一钱；打伤至死，童便调灌二钱，连进三服必活。胜湿除痰，攻积拔肿，补肝风虚。凡味辛而散者，皆能补肝，木喜条达故也。治惊痫风眩，丹溪曰：无痰不作眩。身强口噤，喉痹舌疮，结核疝痛，痈毒疥癣，蛇虫咬毒，调末箍之。破结下气，利水堕胎。性更烈于半夏。与半夏皆燥而毒，故堕胎。半夏辛而能守，南星辛而不守。古安胎方中，亦有用半夏者。阴虚燥痰禁用。

根似半夏而大，看如虎掌，故一名虎掌。以矾汤或皂角汁浸三昼夜，暴用；或酒浸一宿，蒸，竹刀切开，味不麻舌为熟，未熟再蒸；或姜渣、黄泥和，包煨熟用。火炮则毒性暖①。蜀漆为使。得生姜、天麻，治吐泻慢惊；得琥珀、朱砂，治痰迷心窍。畏附子、干姜、生姜、防风。得防风则不麻。造胆星法：腊月取黄牛胆汁，和南星末纳入胆中，风干，年久者弥佳。得牛胆则不燥，且胆有益肝胆之功。

半夏

辛，平，有毒。入足阳明、太阴、少阴三经。体滑性

---

① 暖：《本草备要·草部》卷一“天南星”条作“缓”

燥。能走能散，能燥能润。和胃健脾，去湿。补肝辛散润肾，除湿化痰，和陈皮、茯苓、甘草，名二陈汤，为治痰之总剂。寒痰佐以干姜、芥子，热痰佐以黄芩、栝楼，湿痰佐以苍术、茯苓，风痰佐以南星、前胡，痞痰佐以枳实、白术。更看痰之所在，加导引药，惟燥痰非半夏所司也。发表开郁，下逆气，止烦呕，发音声，利水道，燥去湿，故利水；辛通气，能化液，故润燥。丹溪谓：二陈汤能使大便润而小便长。救暴卒。葛生曰：凡遇五绝之病，用半夏末吹入鼻中即活，盖取其能作嚏也。五绝，谓缢死、溺死、压死、魇死、产死也。治咳逆头眩，火炎痰升则眩。痰厥头痛，眉棱骨痛，风热与痰。咽痛，成无已曰：半夏辛散，行水气而润肾燥。又《局方》半硫丸，治老人虚秘，皆取其润滑也。俗以半夏、南星为性燥，误矣！湿去则土燥，痰涎不生，非二物之性燥也。古方用治咽痛喉痹、吐血下血，非禁剂也。二物亦能散血，故破伤扑打皆主之。惟阴虚劳损，则非湿热之邪，而用利窍行湿之药，是重竭其津液也。胸胀，仲景小陷胸汤用之。伤寒寒热，小柴胡汤用之。痰疟不眠，《素问》曰：胃不和，则卧不安。半夏能和胃气而通阴阳。《灵枢》曰：阳气满，不得入于阴，阴气虚，故目不得瞑，饮以半夏汤。阴阳既通，其卧立至。又有喘嗽不得眠者。左不得眠，属肝胀，宜清肝；右不得眠，属肺胀，宜清肺。反胃吐食，痰隔。散痞除瘿，瘿多属痰。消肿止汗。胜湿。孕妇忌之。好古曰：肾主五液，化为五湿。本经为唾，入肝为泪，入心为汗，入肺为涕，入脾为痰。痰者因咳而动，脾之湿也。半夏泄痰之标，不能泄痰之本，泄本者泄肾也。咳无形，痰有形。无形则润，有形则燥，所以为流脾湿而润肾燥之剂也。俗以半夏为肺药，非也！止呕为足阳明，除痰为足太阴。柴胡为之使，故柴胡汤用之。虽云止呕，亦助柴、芩主寒热往来，是又为足少阳也。时珍曰：脾无湿不生痰，脾为生痰之源，肺为贮痰之器。有声无痰曰咳，伤于肺气；有痰无声曰嗽，动于脾湿；有声有痰曰咳嗽，或因火、因风、因寒、因湿、因虚劳、因食积，宜分证论治。六法治嗽，当以治痰为先，而治痰又以顺气为主。宜以半夏、南星燥其湿，枳壳、橘红利其气，肺虚加温敛之味，肺热加凉泻之剂。赵继宗曰：二陈治痰，世医执之。内有半夏，其性燥烈。若风寒湿食诸痰则相宜，至于劳痰、失血诸痰，用之反能燥血液而加病。

圆白而大、陈久者良。浸七日，逐日换水，沥去涎，切片，姜汁拌。性畏生姜，用之以制其毒，得姜而功愈彰。**柴胡、射干为使。得醋制，再得茯苓、甘草，治伏暑引饮；得牡蛎、猪苓，治无管摄之遗浊。畏生姜、秦皮、龟甲、雄黄，忌羊血、海藻、饴糖，恶皂荚，反乌头。韩飞霞造曲十法：**一姜汁浸造，名生姜曲，治浅近诸痰。一矾水煮透，兼姜糊造，名矾曲。矾最能却水，治清水痰。一煮皂角汁，炼膏，和半夏末为曲。或加南星，或加麝香，名皂角曲，治风痰，开经络。一用白芥子等分，或三分之一，竹沥和成，略加曲糊，名竹沥曲，治皮里膜外、结核隐显之痰。一麻油浸半夏三五日，炒干为末，曲糊造成，油以润燥，名麻油曲，治虚热劳咳之痰。一用腊月黄牛胆汁，略加熟蜜和造，名牛胆曲，治癫痫风痰。一用香附、苍术、抚芎等分，熬膏，和半夏末作曲，名开郁曲，治郁痰。一用芒硝，居半夏十分之三，煮透为末，煎大黄膏和成，名硝黄曲，治中风卒厥、伤寒宜下由于痰者。一用海粉一两，雄黄一两，半夏二两，为末，炼蜜和造，名海粉曲，治积痰沉痼。一用黄牛肉煎汁炼膏，即霞天膏，和半夏末为曲，名霞天曲，治沉疴痼痰，功效最烈。**并照法，草盦七日，待生**

黄衣晒干，悬挂风处，愈久愈良。

射干

苦，寒，有毒。降实火，火降则血散肿消，而痰结自解，故能消心脾老血，行手足太阴、足厥阴之积痰。治喉痹咽痛为要药。擂汁醋和，噙之引涎。《千金方》治喉痹，有乌扇膏。消结核瘕疝，便毒疟母。鳖甲煎丸，治疟母用之。通经闭，利大肠，镇肝明目。

扁竹花根也。叶横铺，如乌羽及扇，故又名乌扇、乌翣。泔水浸一日，篁竹叶煮半日用。得麻黄、杏仁、五味、甘草，治喉中作水鸡声。

芫花

辛，温，有小毒。去水饮痰癖，疗五水在五脏、皮肤，胀满喘急，痛引胸胁，咳嗽瘴疟。五水者，风水、皮水、正水、石水、黄汗也。水积胞中，坚满如石，名石水。汗如柏汁，名黄汗，久不愈，必致痈脓。时珍曰：仲景治伤寒太阳症，表未解，心下有水而咳，干呕发热，或喘或利者，小青龙汤主之。表已解，有时头痛，出汗恶寒，心下有水，干呕，痛引两胁，或喘或咳者，十枣汤主之。盖青龙散表邪，使水从汗出，《内经》所谓开鬼门也；十枣逐里邪，使水从二便出，《内经》所谓洁净府、去陈莝法也。十枣汤：芫花、甘遂、大戟等分，枣十枚。

叶似柳，二月开花紫碧色，叶生花落。陈久者良。醋煮过，水浸暴用。得大黄、甘草、大枣、芒硝，治水肿支饮；得大戟、甘遂，为赘瘤焦法。甘草煎膏，笔妆瘤之四围，上三次。乃用芫花、大戟、甘遂等分，为末，醋调。别以笔妆其中，勿近甘草。次日缩小，又以甘草膏妆小晕三次如前，仍上此药，自然焦缩。反甘草。

根疗疥。

荛花

辛、苦，寒，有毒。散结泄热，行水捷药。主治略同芫花。

茵芋

辛、苦，微温，有小毒。治风湿拘挛痹痛。时珍曰：古方治风痫，有茵芋丸；治风痹，有茵芋酒；治产后风，有茵芋膏。风湿诸症多用之。

茎赤，叶如石榴而短厚。茎叶炙用。

烟草

辛，温，有毒。中其毒者，以沙糖水解之。行气辟寒。治风寒湿痹，滞气停痰，山岚瘴雾。

闽产者佳。烟筒中水，能解蛇毒。

蔓草部

菟丝子

甘、辛，平。入足太阴、厥阴、少阴经。强阴益精。治五劳七伤，精寒淋沥，口苦燥渴。脾虚肾燥而生内热，菟丝益阴清热。祛风明目，补卫气，助筋脉，益气力，肥健人。

补肝肾之效。

无根，蔓延草上，子黄如黍粒。得酒良。淘去泥沙，酒浸一宿，暴干捣末。山药、松枝为使。得茯苓、石莲，治白浊遗精；得麦冬，治赤浊；得牛膝，治腰脚痛；得车前子，治产难横生。

五味子

酸，温。入手太阴血分、足少阴气分。收敛肺气而滋肾水。气为水母。《经》曰：肺欲收，急食酸以收之。益气生津，肺主气，敛故能益，益气固能生津。夏月宜常服，以泻火而益金。补虚明目，强阴涩精，仲景八味丸，加之补肾。盖内核似肾，象形之义。退热敛汗，止呕住泻，宁嗽定喘，感风寒而喘嗽者当表散，宜羌、防、苏、桔；痰壅气逆而喘嗽者当清降，宜二陈及苏子降气汤；水气逆而喘嗽者，宜小青龙半夏茯苓汤；气虚病久而喘嗽者，宜人参、五味。除烦渴，消水肿，解酒毒，收耗散之气，瞳子散大。嗽初起、脉数、有实火者忌用。

北产紫黑者良。入滋补药蜜浸蒸，入劳嗽药生用，俱槌碎核。南产色红而枯，风寒在肺宜之。苁蓉为使。得半夏，治痰；得阿胶，定喘；得吴茱萸，治五更肾泄。恶萎蕤。熬膏良。

覆盆子

甘、平，微温。益肾脏而固精，补肝虚而明目，起阳痿，缩小便，泽肌肤，乌髭发，榨汁涂发不白。女子多孕。同蜜为膏，治肺气虚寒。士材曰：强肾无燥热之偏，固精无凝滞之害，金玉之品也。

状如覆盆，故名。去蒂，淘净捣饼，用时酒拌蒸。得肉苁蓉、补骨脂，治阳事不起。

叶绞汁，滴目中，出目弦虫，除肤赤，收湿止泪。

使君子

甘，温。健脾胃，除虚热，杀脏虫。治五疳便浊，泻痢疮癣，为小儿诸病要药。《经疏》曰：五疳便浊，泻痢腹虫，皆由脾胃虚弱，因而乳停食滞、湿热瘀塞而成。脾胃健，则积滞消，湿热散，水道利，而前症尽除矣。时珍曰：凡杀虫之药，多是苦辛，独使君子、榧子甘而杀虫。每月上旬，虫头向上。中旬头横，下旬向下。《道藏》云：初一至初五，虫头向上。凡有虫病者，每月上旬，空心食数枚，虫皆死而出也。

出闽蜀。五瓣有棱，内仁如榧。亦可煨食，久则油黑，不可用。忌饮热茶，犯之作泻。

木鳖子

苦、微甘，有小毒。利大肠。治泻痢疳积，瘰疬疮痃，乳痈痞块，消肿退毒，生肌除䵟。

核扁如鳖，其仁青绿色。入药去油者。

马兜铃

苦、辛，寒。入手太阴经。清肺热，降肺气。钱乙补肺阿胶散用之，非取其补肺，取其清热降气，则肺自安也。其中阿胶、糯米，乃补肺之正药。治痰嗽喘促，血痔瘘疮，肺、大肠经热。瘘，漏也。痔属大肠，大肠与肺为表里，肺移热于大肠，故肠气痔瘘。清脏热则腑热亦清矣。《千金方》单服治水肿，以能泻肺行水也。亦可吐蛊。汤剂中用之，多作吐。

蔓生，实如铃。去筋膜，取子用。

预知子

苦，寒。补五劳七伤。治痃癖气块，天行温疾，蛇虫咬毒。杀虫治蛊，缀衣领中，凡遇蛊毒，则闻其有声而预知之，故名。利便催生。

藤生。子如皂荚，褐色光润。出蜀中，云亦难得。

牵牛子

辛，热，有毒。属火善走。入肺经，泻气分之湿热，肺主气，火能平金而泄肺。能达右肾命门，走精遂，通下焦郁遏，及大肠风秘、气秘，利大小便，逐水消痰，杀虫堕胎。治水肿喘满，痃癖气块。若湿热在血分、胃弱气虚人禁用。东垣曰：牵牛止能泄气中之湿热，不能除血中之湿热。湿从下受，下焦主血，血中之湿，宜苦寒之味，而反用辛热之药，泄上焦之气，是血病泻气，使气血俱损，伤人必矣。且其味辛辣，久嚼猛烈雄壮，比诸辛药泄气尤甚，谓之苦寒，非也！好古曰：以气药引则入气，以大黄引则入血。时珍曰：一妇肠结，年几六十，服养血润燥药则泥膈，服硝、黄则若罔知，如此三十余年。其人体肥膏粱而多郁，日吐酸痰乃宽。此乃三焦气滞，有升无降，津液皆化为痰，不能下润肠腑，非血燥也。润剂留滞，硝、黄入血，不能入气，故无效。用牵牛为末，皂角膏丸，才服便利。一人素多酒色，病下极胀痛，二便不通，呻吟七昼夜。医用通利药不效。寻思此乃湿热之邪在精道，壅胀隧路，病在二阴之间，故前阻小便，后阻大便，病不在大肠、膀胱也。用楝实、茴香、穿山甲诸药，倍牵牛，三服而平。东垣补下焦阳虚天真丹，用牵牛盐水炒黑，佐沉香、杜仲、肉桂、破故纸诸药，深得补泻兼施之妙。

有黑白二种，黑者力速。取子淘去浮者，舂去皮用。得木香、干姜良。

凌霄花一名紫葳。

甘、酸，寒。入手足厥阴经血分。能去血中浮火，破血去瘀。主产乳余疾，崩带癥瘕，肠结血闭，淋闭风痒，血热生风之症。女科多用，孕妇忌之。《本经》云：养胎。《经疏》云：破血之药，非所宜也。

藤生，花开五瓣，赭黄有点，不可近鼻闻，伤脑。得密陀僧，唾调，敷酒齄。

蔷薇根

苦、涩，冷。入手足阳明经。除风热、湿热，生肌杀虫。治泄痢消渴，牙痛口麋[①]，煎汁含漱。遗尿好眠，痈疽疮癣。

花有黄白红紫数色，以黄心、白色、粉红者入药。

子名营实。酸温。主治略同。

栝楼仁俗作瓜蒌。

甘，寒。补肺润下，能清上焦之火，使痰气下降。又能荡涤胸中郁热垢腻，为治嗽消渴要药。生津清咽，通乳

---

① 麋：通“糜”，糜烂。《素问·气厥论》：“膀胱移热于肠，鬲肠不便，上为口麋。”唐·王冰：“麋谓烂也。”

消肿。治结胸胸痹，酒黄热痢，二便不通。炒香酒服，止一切血。寒降火。泻者忌用。

实圆长，青时如瓜，黄时如熟柿，子扁、多脂，去油用。枸杞为使。得文蛤，治痰嗽；得杏仁、乌梅，治肺痿咳血。畏牛膝、干漆[①]，恶干姜，反乌头。

天花粉

酸能生津，甘不伤胃，微苦，微寒。降火润燥，滑痰解渴，生肌排脓，消肿，行水通经，止小便利。膀胱热解，则水行而小便不数。治热狂时疾，胃热疸黄，口燥唇干，肿毒发背，乳痈疮痔。脾胃虚寒者禁用。

即栝楼根，澄粉食，大宜虚热人。使畏恶同。得人参、麦冬，治消渴饮水。

王瓜即土瓜根。

苦，寒。泻热利水。治天行热疾，黄疸消渴，捣汁饮。便数带下，月闭瘀血，利大小肠，排脓消肿，下乳通乳药多用之。堕胎。

根如栝楼之小者，味如山药，根、子通用。《经疏》曰：主治略似栝楼，伤寒发斑，用王瓜捣汁，和伏龙肝末服，甚效。

葛根

甘、辛，平。入足阳明经，能升胃气上行，生津止

① 干漆：原作干膝，据《本草备要·草部》卷一“栝楼仁”条改。

渴。风药多燥，葛根独能止渴者，以能升胃气入肺而生津耳。兼入足太阴经，开腠发汗，解肌退热。脾主肌肉。为治脾胃虚弱泄泻之圣药。《经》曰：清气在下，则生飧泄，葛根能升阳明清气。疗伤寒中风，阳明头痛，元素曰：头痛如破，乃阳明中风，可用葛根葱白汤。若太阳初病，未入阳明而头痛者，不可便服升葛汤发之，反引邪气入阳明也。仲景治太阳、阳明合病，桂枝汤加葛根、麻黄。又有葛根黄芩黄连解肌汤，是用以断太阳入阳明之路，非太阳药也。血痢瘟疟，丹溪曰：凡治疟无汗要有汗，散邪为主，带补；有汗要无汗，扶正为主，带散。若阳疟有汗加参、耆、白术以敛之，无汗加芩、葛、苍术以发之。肠风痘疹。能发痘疹。丹溪曰：凡斑疹已见红点，不可更服升葛汤，恐表虚反增斑烂也。又能起阴气，散郁火，利二便，杀百药毒。多用反伤胃气。升散太过。

生葛汁大寒，解温病大热，吐衄诸血。

花能解酒。

叶止金疮血，挼傅之。

天门冬

甘、苦，寒。入手太阴气分，清金降火，益水之上源，肺为肾母。下通足少阴气分。苦能坚肾，寒能去肾家湿热，故亦治骨痿。滋肾润燥，止渴消痰，肾主津液，燥则凝而为痰，得润剂则痰化，所谓治痰之本也。泽肌肤，利二便。治肺痿肺痈，肺痿者，感于风寒，咳嗽短气，鼻塞胸胀，久而成痿，有寒痿、热痿二症。肺痈者，热毒蕴结，咳吐脓血，胸中隐痛。痿重而痈稍轻，治痿宜养血补气、保肺清火。治痈宜泻热豁痰，开提升散。痈为邪实，痿为正虚，不可误治。吐脓吐血，苦泄血滞，甘益元气，寒止血妄行。痰嗽喘促，消渴嗌干，足下热痛，虚劳骨蒸，阴虚有火之症。然性冷利，胃虚无热及泻者忌用。

取肥大明亮者，去心、皮，酒蒸。地黄、贝母为使。得人参、枸杞、五味，同为生脉之剂。恶鲤鱼。二冬熬膏并良。天冬滋阴助元，消肾痰；麦冬清心降火，止上咳。

百部

甘、苦，微温，有小毒。能润肺而杀虫。治肺热咳嗽，苦能泄热。骨蒸传尸，疳积疥癣，皆有虫。及蛔、蛲、蝇、虱，一切树木蛀虫。触烟即死。

根多者，百十连属如部伍，故名。一名野天门冬。时珍曰：亦天冬之类。天冬寒，热嗽宜之；百部温，寒嗽宜之。取肥实者，竹刀劈去心、皮，酒浸焙用。得生姜，治经年寒嗽。

何首乌

苦、涩、甘，温。入足厥阴、少阴经。苦坚肾，温补肝，甘益血，涩收敛精气。添精益髓，养血祛风，治风先治血，血和则风散。强筋骨，乌髭发，令人有子，为滋补良药。气血太和，则劳瘦风虚，崩带疮痔，瘰疬痈肿，诸病自已。营血调则痈肿消。赤者外科呼为疮帚。止恶疟。益阴补肝，疟疾要药。

有赤白二种。夜则藤交，一名交藤，有阴阳交和之象。赤雄入血分，白雌入气分。以大如拳、五瓣者良。三百年者，大如栲栳①，服之成地仙。凡使赤白各半泔浸，竹刀刮皮切片，用黑豆与首乌拌匀，铺柳甑，入砂锅，九蒸九晒用。茯苓为使。得当归、枸杞、菟丝、骨脂、脂麻，能固精延年；得胡麻，治大风疠疾。忌诸血、无鳞鱼、莱菔、葱蒜、铁器。唐时有何首乌者，祖名能嗣，父名延秀。能嗣五十八，尚无妻子，服此药七日而思人道，娶妻连生数子。延秀服之，寿百六十岁。首乌又服之，寿百三十岁，发犹乌黑，李翱为立《何首乌传》。

萆薢

甘、苦，平。入足阳明、厥阴经。祛风去湿而固下焦，阳明主肉，属湿；厥阴主筋，属风。补肝虚，祛风。坚筋骨，风湿去则筋骨坚。益精明目。治风寒湿痹，腰痛久冷，关节老血，膀胱宿水，阴痿失溺，茎痛遗浊，痔漏恶疮。诸病皆阳明湿热流入下焦，萆薢能除浊分清，古方有萆薢分清饮。史国信云：若欲兴阳，先滋筋力；若欲便清，先分肝火。《杨子建护命方》云：凡人小便频数，便时痛不可忍者，此因大腑秘热不通，水液只就小肠，大腑愈加干竭，甚则身热，心燥思水，即重症也。此疾本因贪酒色，或过食辛热荤腻之物，积有热毒，腐物瘀血，乘虚流入小肠，故便时作痛也。便数而痛，与淋症涩而痛不同，宜用萆薢一两，盐水炒，为末，每服二三钱，使水道转入大肠，仍以葱汤频洗谷道，令气得通，则便数及痛自减也。

---

① 栲栳：原书均为“女”字旁，疑为错字。《本草纲目·草部》卷十八“何首乌”条、《本草备要·草部》卷一“何首乌”条为“栲栳”，据改。

有黄白二种，黄长硬，白虚软。软者良。薏苡为使。得杜仲，治腰脚痹软；得石菖蒲、益智仁，治白浊频数。畏大黄、柴胡、前胡，忌茗、醋。

土茯苓

甘、淡，平。入手足阳明经。健脾胃，祛风湿，脾胃健则营卫从，风湿除则筋骨利。利小便，止泻泄。治筋骨拘挛，杨梅疮毒。杨梅疮症多属阳明、厥阴，而兼及他经。邪之所在，则先发出，如兼少阴、太阴则发于咽喉；兼太阳、少阳则发于头耳之类。盖相火寄于厥阴，肌肉属于阳明故也。医用轻粉劫剂，其性燥烈，入阳明劫去痰涎，从口齿出，疮即干愈。然毒气窜入经络筋骨，血液枯涸，筋失所养，变为拘挛痈漏，竟致废痼。土茯苓能解轻粉之毒，去阳明湿热，用一两为君，苡仁、金银花、防风、木通、木瓜、白鲜皮各五分，皂角子四分，气虚加人参七分，血虚加当归七分，名搜风解毒汤。瘰疬疮肿。湿郁而为热，营卫不和，则生疮肿。《经》云：湿气害人，皮肉筋脉是也。土茯苓淡能渗，甘能补，患脓疥者，煎汤代茶，甚妙。

大如鸭子，连缀而生，俗名冷饭团。有赤白二种，白者良。可煮食，亦可生啖。忌茶。

白敛

苦能泄，辛能散，甘能缓，寒能除热。杀火毒，散结气，生肌止痛。治痈疽疮肿，面上泡[1]疮，金疮扑损。箭镞

① 泡：《本草备要·草部》卷二“白敛”条作“疱”。

不出者，同丹皮或半夏为末，酒服。敛疮方多用之。故名。每与白及相须。搽冻耳。同黄柏末油调。

蔓生，枝有五叶，根如鸡鸭卵而长，三五枚同窠，皮黑肉白。一种赤敛，功用皆同。郑奠一曰：能治温疟血痢，肠风痔瘘，赤白带下。代赭为使。得白芷，治诸物哽咽；得熟附子，治风痹筋急；得地肤子，治淋浊失精。反乌头。

山豆根

苦，寒。泻心火以保金气，去肺、大肠之风热，心火降，则不灼肺而金清；肺与大肠相表里，肺金清，则大肠亦清。消肿止痛。治喉痈喉风，龈肿齿痛，含之咽汁。喘满热咳，腹痛下痢，五痔诸疮。解诸药毒，傅秃疮、蛇、狗、蜘蛛伤，疗人、马急黄。血热极所致。

苗蔓如豆，叶青，经冬不凋

威灵仙

苦，温。能宣通五脏，通行十二经络。治中风头风，痛风顽痹，湿热流于肢节之间，肿属湿，痛属热，汗多属风，麻属气虚，木属湿痰死血。十指麻木，亦是胃中有湿痰死血，脾主四肢故也。痛风当分新久，新痛属寒，宜辛温药；久痛属热，宜清凉药。河间所谓暴病非热，久病非寒是也。大法宜顺气清痰、搜风散湿、养血去瘀为要。《威灵仙传》曰：一人手足不遂数十年，遇新罗僧曰，得一药可治，入山求之，乃威灵仙也，服之而愈。癥瘕积聚，痰水宿脓，黄疸浮肿，大小肠秘，风湿痰气，一切冷痛。性极快利，积疴不痊者，服之有捷效。然疏泄真气，弱者慎用。

根丛须数百条，长者二尺余，色深黑，俗名铁脚威灵仙。得砂仁、沙糖，醋煎，治诸骨哽；得木瓜，治腰脚诸病。忌茗、面汤。

茜草

苦，寒。元素曰：微酸、咸，温。入手足厥阴经血分。能行血止血，能行故能止。消瘀通经。又能止吐、崩、尿血。消瘀通经。酒煎一两通经。治风痹、黄疸，疸有五：黄疸、谷疸、酒疸、黄汗疸、女劳疸。此盖蓄血发黄，不专于湿热者也。女劳疸必属肾虚，亦不可以湿热例治。当用四物、知、柏壮其水，参、术培其气，随症而加利湿清热药。崩运扑损，痔瘘疮疖。血少者忌用。得生地，乌髭发；得阿胶、侧柏，疗妇人败血。

根可染绛。

防己

大辛、苦，寒。足太阳经药。能行十二经，通腠理，利九窍，泻下焦血分湿热，为疗风水之要药。治肺气喘嗽，水湿。热气诸痫，降气下痰。温疟脚气，足伤寒湿为脚气。寒湿郁而为热，湿则肿，热则痛。防己为主药，湿加苡仁、苍术、木瓜、木通，热加芩、柏，风加羌活、萆薢，痰加竹沥、南星，痛加香附、木香，活血加四物，大便秘加桃仁、红花，小便秘加牛膝、泽泻，痛连臂加桂枝、威灵仙，痛连胁加胆草。又有足跟痛者，属肾虚，不与脚气同论。水肿风肿，痈肿恶疮。或湿热流入十二经，致二阴不通者，非此不可。然性险而健，阴虚及湿热在上焦气分者禁用。《十剂》曰：通可去滞，通草、防己之属是也。通草即木通。木通甘淡，泻气分湿热；防己苦寒，泻血分湿热。

出汉中。根大而虚通，心有花纹，色黄，名汉防己；黑点、黄腥、木强者，名木防己，不佳。藏器曰：治风用木防己，治水用汉防己。酒洗用。得防风、葵子，通小便淋涩。恶细辛，畏萆薢。

木通古名通草。

甘，平。上通心包，降心火，清肺热，心火降，则肺热清。化津液，肺为水源，肺热清，则津液化，水道通。下通大小肠、膀胱，导诸湿热由小便出。故导赤散用之。凡利小便者，多不利大便，以小水愈通，大便愈燥也。木通能入大肠，兼通大便。通利九窍，血脉关节。治胸中烦热，遍身拘痛，杨仁斋①云：遍身隐热，疼痛拘急，足冷皆伏热伤血。血属于心，宜木通以通心窍，则经络流行也。大渴引饮，中焦火。淋沥不通，下焦火，心与小肠相表里，心移热于小肠则淋秘。水肿浮大，利小便。耳聋泄肾火，通窍。目眩，口燥舌干，舌为心苗。喉痹咽痛，火炎上焦。鼻齆热拥②清道，则气窒不通。失音，清金。脾疸好眠。脾主四肢，倦则好眠。心为脾母，心热清则脾热亦除。除烦退热，

---

① 杨仁斋：即杨士瀛，南宋医家，生卒不详。字登父，号仁斋，怀安（今属福建）人。撰有《仁斋直指方论》《伤寒类书活人总括》《仁斋小儿方论》。

② 拥：通“壅”，壅塞；壅滞。《汤液本草·木部》“丁香”条引《神农本草经》“主温脾胃，止霍乱、拥胀”点校者注：“拥擁犹壅也，二字通。堵塞之意。”

止痛排脓，破血催生，行经下乳。火不亢于内，气顺血行，故经调有准，乳汁循常。汗多者禁用。东垣曰：肺受热邪，津液气化之源绝，则寒水断流；膀胱受湿热，癃闭约束，则小便不通，宜此治之。二允曰：火在上则口燥、眼赤、鼻干，在中则心烦、呕哕、浮肿，在下则淋闭、足肿，必藉此甘平之性，泻诸经之火，火退则小便自利，便利则诸经火邪，皆从小水而下降矣。君火宜木通，相火宜泽泻。利水虽同，所用各别。

藤有细孔，两头皆通。故通窍。得琥珀、茯苓，泻火利水。

通草古名通脱木。

甘、淡，寒。入肺经，引热下行而利小便；入胃经，通气上达而下乳汁。治五淋水肿，目昏耳聋，鼻塞失音，淡通窍，寒降火，利肺气。退热催生。

钩藤钩

甘，微寒。入手足厥阴经。除心热，平肝风。治大人头旋目眩，小儿惊痫瘛疭。筋急而缩为瘛，筋缓而弛为疭，伸缩不已为瘛疭。时珍曰：足厥阴主风，手厥阴主火，惊痫眩运，皆肝风相火之病。钩藤通心包于肝木，风静火息则诸症自除。热瘗客忤胎风，发斑疹。

有刺类钓钩，藤细多钩者良。纯用钩，功力加倍。久煎则无力。

金银花

甘，寒。入肺。散热解毒，清热即是解毒。补虚凡味甘者皆补。**疗风，养血止渴**。丹溪曰：痈疽安后发渴，黄耆六一汤吞忍冬丸切当。忍冬养血，黄耆补气，渴何由作？**治痈疽疥癣，梅毒恶疮，肠澼血痢，五种尸疰**。

经冬不凋，一名忍冬。花叶同功。花香尤佳，酿酒代茶，熬膏并妙。忍冬酒，治痈疽发背一切恶毒，初起便服奇效。干者亦可，不及生者力速，忍冬五两，甘草一两，水二碗，煎至一碗，再入酒一碗略煎，分三服，一日一夜吃尽。重者日二剂，服至大小肠通利，则药力到。忍冬丸，照前分两，酒煮晒干，同甘草为末，以所煮余酒打糊为丸。藏器云：热毒血痢，浓煎服之。为末，糖调，常服能稀痘。

天仙藤

苦，温。疏气活血。治风劳腹痛，妊娠水肿。有天仙藤散，专治子肿。

叶似葛，圆而小，有白毛。根有须。四时不凋。一云即青木香藤。

水草部

泽泻

甘、淡、微咸。入膀胱，利小便，泻肾经之火邪，肾为真水，有补无泻，泻其伏留之邪。**长于利湿行水。治消渴痰饮，呕吐泻痢，肿胀水痞，脚气疝痛，淋沥阴汗**，阴间有汗。**尿血泄精**。既利水又止泄精，何也？此乃湿热为病，不为虚滑者言也。虚滑则当用补涩之药。**湿热之病。湿热既除，则清气**

上行。又能养五脏，益气力，起阴气，补虚损，止头旋，有聪耳明目之功。脾胃有湿热，则头重耳鸣目昏。渗去其湿，则热亦随去，土乃得令，而清气上行。故《本经》列之上品，云聪耳明目，而六味丸用之。今人多以昏目疑之。**多服昏目。**小便通利，而肾水虚故也。眼中有水属膀胱，过利则水涸而火生。仲景八味丸用泽泻，寇氏①谓其接引桂、附入肾经，非也。取其泻膀胱之邪气也。古人用补药，必兼泻邪，邪去则补药得力，一阖一辟，此乃玄妙之理。若专一于补，必致偏胜之患矣。讱庵②曰：六味丸有熟地之温，丹皮之凉，山药之涩，茯苓之渗，山茱之收，泽泻之泻，补肾而兼补脾，有补而必有泻，相和相济，以成平补之功。乃平淡之神奇，为古今不易良方。即有加减③，或五味、麦冬、杜仲、牛膝之类，不过一二味，极三四味而止。今人或疑泽泻之泻而减之，恣意加入补药，有补无泻，客倍于主，责成不专，六味之功，反退处虚位。失制方配合之旨矣。

盐水拌，或酒浸用。得白术，治支饮。忌铁。

石菖蒲

苦、辛，温。补肝益心，开心孔，利九窍，明耳目，发音声。除痰消积，开胃宽中。治中恶卒死，客忤癫痫，噤口毒痢。士瀛曰：噤口虽属脾虚，亦因热闭胸膈。用木香失之温，

---

① 寇氏：即寇宗奭，宋代药物学家，生卒年不详。精于本草学，尤重视药性之研究。撰《本草衍义》二十卷。

② 讱庵：即汪昂，清代医学家，字讱庵。编著有《素问灵枢类纂约注》《医方集解》《本草备要》《汤头歌决》等。

③ 加减：《本草备要·草部》卷二“泽泻”条“加减”后有“或加紫河车一具”。

山药失之闭，唯参苓白术散加菖蒲，米饮下，胸次一开，自然思食。风寒湿痹，崩带胎满。消肿止痛，杀虫解毒。士材曰：《仙经》称为水草之精英，神仙之灵药。用泔浸、饭上蒸之，藉谷气而臻于中和，真有殊常之效。又曰：芳香利窍，心脾良药，能佐地黄、天冬之属，资其宣导。若多用、独用，亦耗气血而为殃。

根瘦节密，一寸九节者良。去毛，微炒用。秦艽为使。得生地、犀角、连翘，治热邪入络神昏。恶麻黄，忌饴糖、羊肉、铁器。

蒲黄

甘、平。入手足厥阴经血分。生用性滑，行血消瘀，通经脉，利小便，祛心腹膀胱寒热。疗扑打损伤，疮疖诸肿。一妇舌胀满口，以蒲黄频掺，比晓乃愈。宋度宗舌胀满口，御医用蒲黄、干姜末等分，搽之愈。时珍曰：观此则蒲黄之凉血、活血可知矣。盖舌为心苗，心包相火，乃其臣使，得干姜，是阴阳相济也。炒黑性涩，止一切血，崩带泄精。

香蒲，花中蕊屑，汤成入药。得五灵脂，治心腹诸痛；得青黛，治重舌胀满。

浮萍

辛，寒。时珍曰：其性轻浮。入肺经，达皮肤，能发扬邪汗，丹溪曰：浮萍发汗，甚于麻黄。止瘙痒、消渴。捣汁服。又能下水气，利小便，治一切风湿瘫痪。浮萍一味，蜜丸酒服，治三十六种风。脓煮汁浴，治恶疾疮癞遍身。烧烟辟蚊。

紫背者良。

海藻

苦、咸，寒。润下软坚，行水泄热。消瘿瘤、结核、阴癀之坚聚，除痰饮、脚气、水肿之湿热。治宿食不消、五膈痰壅。

出东海，有大叶、马尾二种。亦作海菜食。洗去咸水用。讱庵云：其用在咸，不宜过洗。酒浸治瘿气，项下瘰疬。用海藻一斤，绢袋盛之，以清酒二升浸之，春夏二日，秋冬三日。每服两合，日三。酒尽再作。其滓曝干为末，每服方寸匕，日三服，不过两剂即瘥。反甘草。东垣治瘰疬、马刀，海藻、甘草并用，盖激之以溃其坚也。

海带

咸、寒。下水消瘿，功同海藻。刘禹锡曰：下水胜于海藻、昆布。

似海藻而粗，柔韧而长。

昆布

咸、寒，滑。治水肿瘿瘤，阴癀膈噎。含之咽汁。

出登、莱者搓如绳索；出闽越者大叶如菜。洗去咸味用。东垣曰：瘿坚如石者，非此不除。与海藻同功。

石草部

石斛

甘、淡、微咸。入足阳明、太阴、少阴经。除虚热，平胃气，益肾精，补虚劳，壮筋骨。疗风痹脚弱，发热自汗，梦遗滑精，囊涩余沥。

光泽如金钗，股短而中实。生石上者良，名金钗石斛。长而虚者名木①斛，不堪用。去头、根，酒浸用。细剉水浸，熬膏更良。得生姜，治囊湿精滑，清小便余沥。同川芎为末，搐鼻，治睫倒入。恶凝水石、巴豆，畏僵蚕。

骨碎补

苦、温。入足少阴经，兼入手足厥阴经。治肾虚久泻，研末，入猪肾煨熟，空心食之。肾主二便，久泻多属肾虚，不可专责脾胃也。耳鸣耳亦肾之窍，耳鸣必由肾虚。牙疼。炒黑为末，搽牙，咽下亦良。能破血止血，折伤接骨。入血行伤，故治折伤，粥和末裹伤处。

根似姜而扁长。铜刀刮去黄赤毛，细切，焙干用，或蜜拌蒸。得独活、寄生、虎骨，治痿痹。

石韦

苦、甘，微寒。清肺金以滋化源，凡行水之药，皆能先清肺火。通膀胱而利水道。治劳热邪气，癃闭不通，淋沥崩漏，金疮发背。炒末，冷酒调服。

生石阴。柔韧如皮，背有黄毛。去毛微炙用。杏仁、滑石、射干为使，得菖蒲良。又瓦韦生古瓦上，亦治淋。

---

① 木：原作“水”，据《本草纲目·草部》卷二十“石斛”条、《本草备要·草部》卷一“石斛”条改。

苔草部

卷柏

生用辛平，破血通经，治癥瘕淋结；炙用辛温，止血，治肠风脱肛。

生石上，拳挛如鸡足，俗呼万年松。凡使，盐水煮半日，井水煮半日，焙用。

马勃

辛，平。清肺解热，东垣普济消毒饮中用之。散血止嗽。治喉痹咽痛，吹喉中良，或加白矾，或硝，扫喉，取吐痰愈。鼻衄失音。外用傅诸疮良。

生湿地朽木上。状如狗肝，紫色虚软，弹之粉出，取粉用。

卷之四

谷　部

胡麻即脂麻，一名巨胜。

甘、平。补肺气，益肝肾，润五脏，填精髓，坚筋骨，明耳目，耐饥渴，可以辟谷，但滑肠，与白术并用为胜。乌髭发，利大小肠，逐风湿气，河间云：治风先治血，血活则风散。胡麻入肝益血，故风药中不可阙。凉血解毒。生嚼傅小儿头疮。

皮肉俱黑者良。入肾。九蒸九晒可以服食。弘景曰：蒸不熟，食之令人发落。得桑叶，逐风湿，坚筋骨。

麻油：胡麻取油，以白者为胜。滑胎疗疮，熬膏多用之。凉血解毒，止痛生肌。

亚麻俗名壁虱胡麻。

甘、微温。散风热湿毒，治大风疮癣。郑奠一用佐苦参、蒺藜，疗大疯疥癞，屡有愈者。

大麻仁即作布之麻，俗作火麻。

甘、平。入手足阳明、足太阴经。缓脾润燥，治胃热、汗多而便难。三者皆燥也。汗出愈多，则津枯而大便愈燥。

仲景治脾约有麻仁丸。成无己①曰：脾欲缓，急食甘以缓之。麻仁之甘，以缓脾润燥。**破积血，利小便，通乳催生。亦能治风。**

难去壳，帛裹置沸汤，待冷，悬井中一夜，晒干，就新瓦上挼去壳，捣用。畏茯苓、白微、牡蛎。

小麦

甘、微寒。养心除烦，利溲止血。时珍曰：《素问》麦属火，心之谷也。郑玄②属木，许慎属金。《别录》云养肝，与郑说合；思邈云养心，与《素问》合。当以《素问》为准。麦，南北地土所产不同。北麦性温，食之益气添力；南麦性热，食之助湿生痰。仲景治妇人脏躁③症，悲伤欲哭，状若神灵，用大枣汤：大枣十枚，小麦一升，甘草一两，每服一两，亦补脾气。《圣惠方》：小麦饭治烦热，少睡多渴。

得通草，治老人五淋；得海藻，治项下瘿气。

面　甘，温。补虚养气，助五脏，厚肠胃。然能壅气作渴，助湿发热。陈者良。寒食日，纸袋盛，悬风处，名寒食面。年久不热，入药尤良。

浮小麦即水淘浮起者。　**咸，凉。止虚汗盗汗，劳热骨蒸。**汗为心液，麦为心谷，浮者无肉，故能凉心。麦麸同功。

麦麸　醋拌蒸，能散血止痛，熨腰脚折伤，风湿痹

---

① 成无己：金代医学家，宋金时期山东聊摄（今山东省聊城市）人。撰《注解伤寒论》《伤寒明理论》。

② 郑玄：字康成，北海高密（今山东省高密市）人，东汉经学大师、大司农。

③ 脏躁：原作“脏燥”，据《本草备要·谷草部》卷四“小麦”条改。

痛，寒湿脚气，互易至汗出良。麦之凉，全在皮，故面去皮即热。凡疮疡痘疮溃烂、不能着席者，用麦麸装褥卧，性凉而软，诚妙法也。

大麦即牟麦。

咸、温，微寒。熟则有益，带生则冷而损人。健胃化食，消渴除热。久食令人多力健行。暴食似脚弱，为下气故也，久服宜人。丹溪曰：大麦初熟，人多炒食此物。有火能生热，病人不知也。时珍曰：大麦作饭，食有益。

荞麦

甘，寒。降气，宽肠。治肠胃沉积，汪颖曰：能炼五脏滓秽。俗言一年沉积在肠胃者，食之亦消去也。泄痢带浊，傅痘疮溃烂，汤火灼伤。脾胃虚寒人勿服。

糯米

甘，温。补脾肺虚寒，坚大便，缩小便，收自汗，同龙骨、牡蛎为粉，能扑汗。发痘疮。然性黏滞，病人及小儿忌之。

粳米粳硬也，糯懦也。

甘，平。和胃补中，除烦清热，煮汁止渴。张文潜《粥记》：粥能畅胃气，生津液。每晨空腹食之，所补不细。

粳乃谷稻之总名，北粳凉，南粳温；白粳凉，红粳温。新米食之动气。有早中晚三收。晚者得金气多，性凉，尤能清热。仲景白虎汤、桃花汤、竹叶石膏汤并用之。

陈廪米　调肠胃，利小便，去湿热，除烦渴。年久者，治久痢甚良。陈米饭，紧作团，火煅存性，麻油、腻粉调，傅一切恶疮、百药不效者。得人参，治脾虚泄泻；得沉香，治胃反噎塞。

春杵头糠　治噎膈。取其运动之性，以消磨胃之陈积。然惟暴噎为宜。得人参、石莲，治咽喉不利。

米粃 即精米上细糠。　通肠开胃，下气，磨积块。

淅二泔 一名米沈。时珍曰：洗米也。沈，汁也。泔，甘汁也。第二次者，清而可用，故曰淅二泔。　清热凉血，止烦渴，利小便。

黍

甘，温。肺之谷也。益气补中。多食作烦热，缓筋骨。

稷

甘，平。益气和中，宜脾利胃，凉血解暑。按：黍苗似芦，高丈余，穗黑色，实圆重。稷，一名穄，似黍而小，此朱子用释《黍离》之诗也。《说文》：黍，禾属而黏者也；穄，糜也。《玉篇》：关西糜似黍不黏，故李氏谓黏者为黍，不黏者为稷。《尔雅翼》：黍大体似稷，古人并言黍稷，今人谓黍为黍穄。《通志》：稷苗似芦，而米可食，是黍稷相似，苗皆如芦，李氏谓为一类二种是也。讱庵以世之所谓芦稷者，当之非也。《诗·甫田》黍、稷、稻、粱，《七月》禾、麻、菽、麦。注：稻、秫、苽、粱之属，皆禾也。陶隐居连类引之曰：此八谷也，俗犹莫能辨证，况芝英乎？疑八字错。讱庵遂以诗人既云八谷，何必取一类者强分二种，是仍为七谷矣，若执此而论，禾为嘉谷。《春秋》：庄公二十有八年冬，大无麦禾。疏：麦熟于夏，禾成于秋，禾指稌而言也。《尔雅》：稌，稻。《周颂·丰年》：多黍多稌。汪氏克宽①云：禾统黍、稷、秫、稻，不止二谷，不升②而已。盖凡谷皆曰禾。《诗》疏：苗生既秀谓之禾。禾是大名，惟麻与菽、麦无禾称，亦不专指稻谷。且诗人初何尝有八谷之称耶？考之《星经》，八谷星③明，则黍、稷、稻、粱、麻、菽、麦、乌麻俱熟，八谷之说或本于此，无所谓禾者。《周官》太宰九谷，膳夫六谷，疾医五谷，司农诸注亦不言禾也。讱庵既以黍稷一类，不符八谷之数，将以禾为何谷，而得为七谷耶？《备要》一书诚有功后学，但如此类，未免强作解事矣。芦稷，《广雅》名木稷，一名荻粱，俗呼高粱，气味甘温，主治霍乱吐泻甚效。李氏以种始自蜀，谓之蜀黍。故曰蜀黍宜下地④，春月布种，秋月收之，茎高丈许，状似芦荻而内实，叶亦似芦，穗大如帚，粒大如椒，红黑色，米性坚实，黄赤色有二种，黏者可和糯秫酿酒作饵，不黏者可以作糕煮粥，可以济荒，可以养畜，稍可作帚，茎可织箔席，编篱供爨⑤，最有利于民者。今人祭祀用，以代稷者，误矣。

粟米

甘、咸，微寒。养肾益气。治胃热消渴，止霍乱，利小便。《千金方》粟米粉水丸，梧子大，煮七枚，纳醋中，细吞之，

---

① 汪氏克宽：即汪克宽，字德辅，一作仲裕，亦作德一，别号环谷。元末明初理学家、教育家。

② 升：指谷物登场，成熟。《论语》："旧谷既没，新谷既升。"

③ 八谷星：主岁收丰俭之星。八蜡之祭或称蜡八之祭是祀八谷星。

④ 下地：指下等的土地，贫瘠的土地。《周礼·地官·小司徒》："下地家五人，可任也者家二人。"

⑤ 爨（cuàn 窜）：烧火煮饭。《广雅·释言》："爨，炊也。"

治反胃吐食。煮粥食，益丹田，补虚损。

即粱米，北人谓之小米。有青、黄、赤、白、黑诸色。陈者良。

薏苡仁

甘、淡，微寒而属土，阳明药也。甘益胃，土胜水，淡渗湿。泻水所以益土，故健脾。治水肿湿痹，脚气疝气，泄痢热淋。益土所以生金，故补肺清热，色白入肺，微寒清热。治肺痿肺痈，咳吐脓血。以猪肺蘸苡仁末服。扶土所以抑木，故治风热筋急拘挛。厥阴风木主筋。然治筋骨之病，以阳明为本。阳明主润宗筋，宗筋主束骨而利机关者也。阳明虚则宗筋纵弛，故《经》曰：治①痿独取阳明。又曰：肺热叶焦，发为痿躄。盖肺者相傅之官，治节出焉。阳明湿热上蒸于肺，则肺热叶焦，气无所主而失其治节，故痿躄。薏苡理脾，而兼清热补肺。筋寒则急，热则缩，湿则纵。然寒湿久留，亦变为热。又有热气熏蒸，水液不行，久而成湿者。薏苡去湿要药，因寒因热，皆可用也。但其力和缓，用之须倍于他药。杀蛔堕胎。

炒熟，微研。得麻黄、杏仁，治风湿周痹；得郁李仁，治水肿喘急。

御米壳即罂粟壳。

酸、涩，微寒。敛肺涩肠而固肾。治久嗽泻痢，遗精脱肛，心腹筋骨诸痛。东垣曰：收涩固气，能入肾，故治骨病尤

---

① 治：原作“取”，据《素问·痿论》改。

宜。嗽痢初起者忌用。丹溪曰：此是收后药，要先除病根。

一名丽春花，红黄紫白，艳丽可爱。凡使壳，洗去蒂及筋膜，取薄皮，醋炒或蜜炒用。性紧涩，不制多令人吐逆。得乌梅，治久嗽不止；得陈皮、乌梅，治热痢便血。

黑大豆

甘，平。肾之谷也。补肾镇心，肾水足则心火宁。明目悦色，久服好颜色，变白不老。利水下气，古方治水肿，每单用或加他药。散热祛风，炒热酒沃，饮其汁，治产后中风危笃，及妊娠腰痛，兼能发表。《千金》云：一以去风，一以消血结。活血《产书》云：熬令烟绝，酒淋服，下产后余血。解毒，苏颂曰：古称大豆解百药毒，试之不然。又加甘草，其验乃奇。消肿止痛，捣涂一切肿毒。煮食稀痘疮。

紧小者良。小者名马料豆。每晨盐水吞，或盐水煮食，补肾。得前胡、杏仁、牡蛎、石蜜、诸胆汁良。得天花粉，治肾虚消渴；得牯牛胆，治肝虚目暗。畏五参、龙胆、猪肉，忌厚朴。犯之动气。

黄大豆

甘，温。时珍曰：生温，炒热微毒。多食，壅气生痰动嗽，令人身重，发面黄疮疥。研末，熟水和，涂痘后痈。

赤小豆

甘、酸。孙思邈曰：咸，冷。心之谷也。行水散血，消肿排脓，清热解毒，通小肠，利小便。治泻痢脚气。昔有患脚气者，用赤小豆袋盛，朝夕践踏之，遂愈。同鲤鱼煮，食汁，能消水肿。煮粥亦佳。**傅一切疮疽**。鸡子白调末箍之，性极黏，干则难揭。入苧根末则不黏。宋仁宗患痄腮，道士赞宁，取赤小豆四十九粒为末，傅之而愈。中贵任承亮患恶疮，尚书郎傅永投以药立愈。问之：赤小豆也。后见医治胁疽甚捷，任曰：莫非赤小豆耶？医惊拜曰：用此活三十余口，愿勿复宣。**止渴解酒，通乳下胎。然渗津液，久服令人枯瘦**。《十剂》曰：燥可去湿，桑白皮、赤小豆之属是也。

绿豆

甘，寒。行十二经，清热解毒，一切草木、金石、砒霜毒皆治之。**利小便，止消渴，治泻痢。**

连皮用。其凉在皮。

粉　扑痘疮溃烂良。一人诵观音经甚诚，出行折足，哀叫菩萨，梦僧授一方：绿豆粉新铫①炒紫色，井水调，厚敷纸贴，杉木扎定，其效如神。

白豆即饭豆。

甘，平。补五脏，暖肠胃，益气和中，兼调经脉。汪颖曰：浙东一种味甚胜，用以作酱、作腐极佳。北方水白豆，相似而不及也。

蚕豆

甘，温。厚肠胃，和脏腑。昔有女子，误吞针入腹，煮蚕

---

① 铫（diào 吊）：一种大口、有柄、有流的烹煮器。《说文·金部》："铫，温器也。"段玉裁注："铫，今煮物瓦器，谓之铫子。"

豆同韭菜食之，针从大便同出。误吞金银物者，用之皆效。其壳烧灰，涂天泡疮神效。

豇豆

甘、咸，平。理中益气，补肾健胃，和五脏，调营卫，生精髓。止消渴，吐逆泄痢，小便数，解鼠莽①毒。时珍曰：豇豆开花结荚，必两两并垂，有习坎②之义。豆子微曲，如人肾形，所谓豆为肾谷者，宜以此当之。昔卢廉夫教人补肾气，每日空心煮豇豆，入少盐食之，盖得此理。与诸疾无禁，但水肿忌补肾，不宜多食耳。又《袖珍方》云：中鼠莽毒者，以豇豆煮汁饮即解。欲试者，先刈鼠莽苗，以汁泼之，便根烂不生。此则物理然也。

白扁豆

甘，温。脾之谷也。调脾暖胃，通利三焦，降浊升清，消暑除湿，能消脾胃之暑。止渴止泻，专治中宫之病。土强湿去，正气自旺。解酒毒、河豚毒。《备急方》：新汲水调末服，能解砒霜毒。多食壅气。

子　粗圆、色白者入药，连皮炒，研用。亦有浸去皮及生用者。得香薷，治霍乱吐利；得天花粉，治消渴饮水。

刀豆

甘，平。温中止呃，煅存性服。胜于柿蒂。

---

① 鼠莽：即莽草，人用以毒鼠，故名。

② 习坎：坎，八卦之一。习坎，六十四卦之一，坎下坎上。《易·坎》：“彖曰：习坎，重险也。”

淡豆豉

苦泄肺，寒胜热。藏器曰：豆性生平，炒熟热，煮食寒，作豉冷。**发汗解肌，调中下气。治伤寒头痛、烦燥满闷，懊憹不眠，发斑呕逆，**凡伤寒呕逆烦闷，宜引吐，不宜用下药以逆之。淡豉合栀子，名栀子豉汤，能吐虚烦。**血痢温疟。**时珍曰：黑豆性平，作豉则温，既经蒸罨，故能升能散。得葱则发汗，得盐则能吐，得酒则治风，得薤则治痢，得蒜则止血，炒熟又能止汗。孟铣治盗汗，炒香渍酒服。《肘后》合葱白煎，名葱豉汤，用代麻黄汤，通治伤寒，发表，亦治酒病。

造淡豉法：用黑大豆水浸一宿，淘净蒸熟，摊匀，蒿覆，候上黄衣，取晒，簸净，水拌，干湿得所，安瓮中，筑实。桑叶厚盖，泥封，晒七日取出，曝一时，又水拌入瓮。如此七次，再蒸，去火气，瓮收用。大豆黄卷，除胃热，疗湿痹，筋挛膝痛。以水浸黑大豆，候生芽，取皮，阴干用。

豆腐

甘、咸，寒。清热散血，《拔萃方》：切片，贴杖疮青肿。一法以烧酒煮贴之，色红即易，不红乃已。**宽中益气，和脾胃，消胀满，下大肠浊气。**《普济方》：醋煎，治休息久痢。**救烧酒醉死。**心头热者。用热豆腐切片，遍身贴之，冷即换之，苏省乃止。

畏莱菔。作腐家言：莱菔入汤中则腐不成。

小麦曲

甘，温。丹溪曰：麸皮曲，凉，入大肠经。**消食止痢，**《肘后方》赤白痢，水谷不消。以曲熬粟米粥，服方寸匕，日四五服。**下**

气和中。

陈久者佳，炒香用。又大麦曲、面曲、米曲，气味、主治略同，皆可入药。如入诸药草造者，有毒，惟酿酒可用。

神曲

辛散气，甘调中，温开胃。化水谷，消积滞。治痰逆癥结，泻痢胀满，回乳炒，研酒服，二钱，日二。下胎，产后血晕，末服亦良。亦治目病。《启微集》云：生用能发其生气，熟用能敛其暴气。

造曲法：以五月五日，六月六日，用白面百斤，赤豆末、杏仁泥、青蒿、苍耳、红蓼汁各三升，以配青龙、白虎、朱雀、玄武、螣蛇、勾陈六神，通和作饼，麻叶或楮叶包罯，如造酱黄法，待生黄衣，晒收之。陈者良。炒用。

红曲

甘，温。入营破血，燥胃消食，活血和伤。治赤白下痢，跌打损伤，产后恶露不尽。时珍曰：人之水谷入胃，中焦湿热熏蒸，游溢精气，化为营血，此造化自然之妙也。红曲以白米饭杂曲母，湿热蒸罯，即变为真红，乃人窥造化之巧者也。故治脾胃营血，得同气相求之理。

红入米心，陈久者良。讱庵云：红曲温燥，能腐生物使熟。故鱼肉鲊用之，不特取其色也。

谷芽

甘，温。开胃快脾，下气和中，消食化积。

炒用。

麦芽

咸，温。能助胃气上行，而资健运，补脾宽肠，和中下气，消食除胀，散结祛痰，化一切米面果食积，通乳下胎。《外台方》：麦芽一升，蜜一升，服，下胎神验。薛立斋①治一妇人，丧子乳胀，几欲成痈，单用麦芽一二两炒，煎服立消。其破血散气如此。《良方》云：神曲亦善下胎，皆不可轻用。久服消肾气。时珍曰：无积而服之，消人元气。与白术诸药，消补兼施，则无害也。

炒用。豆蔻、砂仁、乌梅、木瓜、芍药、五味为使。

饴糖

甘，大温。润肺和脾，仲景建中汤用之。化痰止嗽。多食发湿热、动痰火、损齿。

酱

咸，冷利。时珍曰：面酱咸，豆酱甜，酱豆油、大麦酱、麸酱皆咸甘。除热，止烦满。涂猘犬咬及汤火伤。

陈久者良。弘景曰：酱多以豆作，纯麦者少。入药当以豆酱，陈久者弥好也。

醋一名苦酒。

酸，温。散瘀解毒，下气消食，开胃气，散水气。治

① 薛立斋：即薛己，字新甫，号立斋。吴郡（今江苏苏州市）人。明代医学家。撰《外科枢要》《内科摘要》等。

心腹血气痛，磨木香服。产后血运，以火淬醋，使闻其气。癥结痃癖，疸黄痈肿，外科敷药多用之，取其敛壅热、散瘀解毒。讱庵曰：贝母性散而敛疮口，盖能散所以能敛；醋性酸收而散痈肿，盖消则内散，溃则外散，收处即是散处，两者一义也。口舌生疮，含漱。损伤积血。面和涂能散之。杀鱼、肉、菜、蕈诸虫毒。多食伤筋。收缩太过。

米造、陈久者良。酒、醋无所不入，故制药多用之。宗奭曰：食酸则齿软者，齿属肾，酸属肝，木气强、水气弱故也。

酒

辛者能散，苦者能降，甘者居中而缓，厚者热而毒，淡者利小便。用为向导，可以通行一身之表，引药至极高之分。热饮伤肺，温饮和中。少饮则和血行气，壮神御寒，遣兴消愁，辟邪逐秽，暖水脏，行药势。过饮则伤神耗血，亦能乱血，故饮之身面俱赤。损胃烁精，动火生痰，发怒助欲，致生湿热诸病。过饮则相火昌炎，肺金受烁，致生痰嗽。脾因火而困怠，胃因火而呕吐，心因火而昏狂，肝因火而善怒，胆因火而忘惧，肾因火而精枯，以致吐血、消渴、劳伤、蛊膈、痈疽、失明，为害无穷。汪颖曰：人知戒早饮，而不知夜饮更甚。醉饱就床，热壅三焦，伤心损目。夜气收敛，酒以发之，乱其清明，劳其脾胃，停湿动火，因而致病者多矣。

醇而无灰，陈久者良。畏枳椇、葛花、赤豆、绿豆、豆粉、咸卤。得咸则解，水制火也。

酒糟

甘、辛。温中消食，罨扑损瘀血，浸水洗冻疮，捣傅蛇咬、蜂叮毒。时珍曰：酒糟有曲蘖之性，能活血行经止痛，故治伤损有功。《本事方》治踠折，伤筋骨，痛不可忍者。用生地黄一斤，藏瓜姜糟一斤，生姜四两，都炒热，布裹罨伤处，冷即易之。《简便方》治杖疮青肿，用湿绵纸铺伤处，以烧过酒糟捣烂，厚铺纸上。良久，痛处如蚁行，热气上升即散。

腊月及清明、重阳造者良。得肥皂、芒硝、五味、砂糖、姜汁，涂鹤膝风病。

醋糟　酸，微寒。气滞风壅，手背脚膝痛，炒热布裹熨之，三两换当愈。

菜　部

韭

辛，温，微酸，肝之菜也。入血分而行气。归心益胃，助肾补阳，一名土钟乳，言温补也。除胃热，充肺气，散瘀血，逐停痰。治吐衄损伤，一切血病。捣汁，童便和服。噎膈反胃。能消瘀血停痰在胃口，致反胃及胃脘痛。丹溪曰：有食热物及郁怒，致死血留胃口作痛者，宜加韭汁、桔梗入药，开提气血；有肾气上攻，致心痛者，宜韭汁和五苓散为丸，空心茴香汤下。治反胃宜用牛乳加韭汁、姜汁，细细温服。盖韭汁散瘀，姜汁下气消痰和胃，牛乳解热润燥补虚也。《单方总录》曰：食不得入，是有火也；食久反出，是无火也。治法虽有寒热虚实之别，以安其胃气为本，使阴阳升降平均，呕逆自顺而愈矣。解药毒、食毒，狂犬、蛇、虫毒。多食昏神。

忌蜜、牛肉。

韭子　辛、甘，温。补肝肾，助命门，暖腰膝。治筋痿遗尿，泄精溺血，白带白淫。《经》曰：足厥阴病则遗尿。思想无穷，入房太甚，发为筋痿及为白淫。韭子同龙骨、桑螵蛸能治诸病，以其入厥阴补肝、肾、命门。命门者，藏精之府也。蒸、暴、炒、研用。烧烟熏牙虫。

葱

生辛散，熟甘温。入手太阴、手阳明经。发汗解肌，以通上下阳气，仲景白通汤、通脉四逆汤，并加之，以通脉回阳。益目睛，白睛属肺。利耳鸣，通二便。时珍曰：葱管吹盐入玉茎中，治小便不通及转脬危急者，极效。治伤寒头痛，时疾热狂，阴毒腹痛。阴症厥逆，用葱白安脐上熨之。气通则血和，故治吐血衄血，便血痢血，《食医心镜》：葱煮粥食，治赤白痢，薤粥亦良。折伤血出，火煨研封，止痛无瘢。乳痈风痹，通乳安胎。妇人妊娠伤寒，葱白一物汤，发汗而安胎，加生姜亦佳。《删繁方》合香豉、阿胶，治胎动。通气故能解毒，杀药毒、鱼肉毒，蚯蚓毒、猘犬毒。

诸物皆宜，故曰菜伯，又曰和事草。取白连须用。亦有用青者。白冷青热，伤寒汤中不得用青。同蜜食杀人，同枣食令人病。《百乙方》①患外痔者，先用木鳖煎汤熏洗，以青葱涎对蜜调傅，其凉如冰。《独行方》水病足肿，煮汤渍之，日三五度佳。

---

① 百乙方：即葛洪《肘后百一方》。

薤

辛、苦，温，滑。调中助阳，散血生肌，泄下焦大肠气滞。治泄痢下重，下重者，气滞也。四逆散加此以泄滞。后重亦有气虚、血虚、火热、风燥之不同。胸痹刺痛，仲景用栝楼薤白白酒汤。肺气喘急，安胎利产，涂汤火伤。和蜜捣用。《肘后方》中恶卒死者，用薤汁灌鼻中，韭汁亦可。

叶似韭而中空，根如蒜。取白用。忌牛肉。

大蒜一名葫。

辛，温。入足太阴、阳明经。开胃健脾，通五脏，达诸窍，去寒湿，解暑气，辟瘟疫，消痈肿，捣烂麻油调敷。破癥积，化肉食，杀虫蛇蛊毒。治中暑不醒，捣和地浆，温服。鼻衄不止，捣贴足心，能引热下行。关格不通，捣纳肛中，能通幽门。敷脐能达下焦，消水利二便。然其气熏臭，多食生痰动火，散气耗血，损目昏神。五荤皆然，而蒜尤甚。《楞严经》云：五荤熟食发淫，生啖增恚，故释氏戒之。释家以大蒜、小蒜、兴渠、慈葱、茖葱为五荤。慈葱，冬葱也；茖葱，山葱也；兴渠，西域菜，云即中国之荽。道家以韭、薤、蒜、胡荽、芸薹为五荤。芸薹，油菜也。

独头者良。忌蜜。

芸薹

辛，温。散血消肿，捣贴乳痈丹毒。孙思邈曰：捣贴丹毒，随手即消，其效如神。动疾发疮。

即油菜。子与叶同功，治产难。

白芥子

辛，温。入肺。通行经络，温中开胃，发汗散寒，利气豁痰，消肿止痛。痰行则肿消，气行则痛止。为末醋调敷，消痈肿。治咳嗽反胃，痹木脚气，筋骨诸痛。痰阻气滞。久嗽肺虚人禁用。丹溪曰：痰在胁下及皮里膜外，非此不能达行。古方控涎丹用之，正此义。韩悫三子养亲汤，白芥子主痰，下气宽中；紫苏子主气，定喘止嗽；莱菔子主食，开痞降气。各微炒研，看病所主为君。治老人痰嗽、喘满、懒食。

北产者良。煎汤不可过熟，熟则力减。

芥菜子豁痰利气，主治略同。

蔓菁子即芜菁

苦，辛。泻热解毒，利水明目。古方治目，用之最多。治黄疸捣服。腹胀，捣研滤汁饮，或吐或利，腹中自宽，得汗愈。癥瘕积聚，小儿血痢，蜜和汁服。一切疮疽。凡疮疽捣敷皆良。醋调敷秃疮，盐捣敷乳痈，冬取根用。傅蜘蛛咬毒。藏器曰：蔓菁园中无蜘蛛。时珍曰：蔓菁子可升可降，能汗能吐，能利小便，明目解毒，其功甚伟。世罕知用，何哉？

根　捣敷阴囊肿大如斗。末服解酒毒。和芸薹根捣汁，鸡子清调，涂诸热毒。单盐捣，不用芸薹亦可。

莱菔俗作萝蔔。

辛，甘。入手足太阴、阳明，手少阳经。生食升气，熟食降气。宽中化痰，散瘀消食。丹溪曰：气升则食自降。治吐血衄血，咳嗽吞酸，利二便，解酒毒，制面毒、豆腐积。生捣治禁口痢①，止消渴。涂跌打、汤火伤。多食渗血，故白人髭发。服何首乌、地黄者忌之。生姜能制其毒。冬月以莱叶摊屋瓦上，任霜雪打压，至春收之，煎汤饮，治痢。一人避难石窟中，贼烧烟熏之，口含莱菔一块，烟不能毒。嚼汁擂水饮之亦可。王荆公患偏头痛，捣莱菔汁，仰卧，左痛注右鼻，右痛注左鼻，或两鼻齐注，数十年患，二注而愈。

莱菔子　辛入肺，甘走脾。长于利气。生能升，熟能降。升则吐风痰，散风寒，宽胸膈，发疮疹；降则定痰喘咳嗽，调下痢后重，止内痛。皆利气之功。丹溪曰：莱菔子治痰，有冲墙倒壁之功。《食医心镜》：研汤煎服，治气嗽痰喘，吐脓血。炒用。

生姜

辛，温。祛寒发表，解郁调中，开痰下食。治伤寒头痛，伤风鼻塞，辛能入肺，通气散寒。咳逆呕哕，有声有物为呕，有声无物为哕，有物无声为吐。其症或因寒、因热、因食、因痰，气逆上冲而然。生姜能散逆气，呕家圣药。东垣曰：辛药生姜之类治呕吐，但治上焦气壅表实之病；若胃虚谷气不行，胸中闭塞而呕者，惟宜益胃、推扬谷气而已，勿作表实用辛药泻之。丹溪曰：阴分咳嗽者，多属阴虚，宜用贝母，勿用生姜，以其辛散也。讱庵曰：人知陈皮、生姜能止呕，不知亦有发呕之时。以其性上升，如胃热者非所宜也。藿香亦然。胸壅痰膈，寒痛湿泻。消水气，行血痹，产后血上冲心，及污秽不尽，煎服亦良。通神明，去秽恶，救暴

① 禁口痢：《本草备要·谷草部》卷四“莱菔”条为“噤口痢”。

卒，凡中风、中气、中暑、中恶、暴卒等症，姜汁和童便饮效。姜汁开痰，童便降火也。疗狐臭，姜汁频涂。抹冻耳。熬膏涂。杀半夏、南星、菌蕈、野禽毒，野禽多食半夏，故有毒，生姜能解之。辟雾露山岚瘴气。早行含之。捣汁和黄明胶熬，贴风湿痹痛。久食兼酒，则患目发痔，积热使然。疮痈人食之则生恶肉。

姜皮　辛、凉。和脾行水。治浮肿胀满，以皮行皮，五皮散用之。无己曰：姜、枣辛甘，能行脾胃之津液而和营卫，不专于发散也。东垣曰：夜不食姜者，夜主阖而姜主辟也。秋不食姜者，秋主收而姜主散也。妊妇多食姜，令儿岐指，象形也。

秦椒为使，恶黄连、黄芩、夜明砂。

干姜、黑姜

生用辛温，逐寒邪而发表；炮则辛苦大热，除胃冷而守中。辛则散，炮之稍苦，故止而不移，非若附子走而不守。温经止血，炮黑止吐衄诸血，红见黑则止也。定呕消痰，去脏腑沉寒痼冷。能去恶生新，使阳生阴长，故吐衄下血、有阴无阳者宜之。亦能引血药入气分而生血，故血虚发热、产后大热者宜之。此非有余之热，乃阴虚生内热也，忌用表药寒药。干姜能入肺利气，能入肝引血药生血，故与补阴药同用。乃热因热用，从治之法，故亦治目睛久赤。引以黑附，能入肾而祛寒湿，能回脉绝无阳。仲景四逆、白通、姜附汤，皆用之。同五味利肺气而治寒嗽。肺恶寒。燥脾湿而补脾，脾恶湿。通心助阳而补心气，苦入心。开五脏六腑，通四肢关节，宣诸络脉。治冷痹寒痞，反胃下痢。多用损阴耗气，孕妇忌之。辛热能动血。好古曰：服干姜以治中者必僭①上，宜大枣辅之。东垣曰：宜甘草以缓之。

母姜晒干者为干姜，炮黑为黑姜。

胡荽一名蒝荽

辛，温。内通心脾，外达四肢。辟一切不正之气，沙疹、痘疮不出，煎酒喷之。心脾之气，得芳香而运行。含喷遍身，勿噀②头面。痘疹家悬挂，辟邪恶。胡荽久食，令人多忘。病人不宜食胡荽、黄花菜。

茴香古作蘹香

大茴　辛，热。入肾、膀胱。暖丹田，补命门，开胃下食，调中止呕。疗小肠冷气、㿗疝阴肿，疝有七种，气、血、寒、水、筋、狐、㿗也。肝经病，不属肾经，以厥阴肝脉络阴器也。多因寒湿所致，亦有挟虚者，当加参、术于温散药中。干湿脚气。多食损目发疮。

小茴　辛，平。理气开胃，亦治寒疝。食料宜之。

大如麦粒，轻而细棱者名大茴，出宁夏，他处小者名小茴。自番舶来，实八瓣者，名八角茴香。炒黄用，得酒良。得盐则入肾，发肾邪，故治阴疝。受病于肝，见症于肾。

---

① 僭（jiàn 见）：超越身份，冒用在上者的职权行事。《谷梁传·隐公五年》：“始僭乐矣。”范宁注：“下犯上谓之僭。”

② 噀（xùn 训）：含在口中而喷出。《后汉书·郭宪传》：“忽面向东北，含酒三噀。”

大小茴各一两为末，猪脬一个，连尿入药，酒煮烂，为丸服。

苋菜

甘，冷利。利大小肠。治初痢，赤苋主赤痢，紫苋主气痢。滑胎。丹溪曰：红苋入血分善走，与马苋同服，能下胎。或煮食之，令人易产。

苋实　甘，寒。治肝风客热，翳目黑花。时珍曰：苋实与青箱子同类异种，故其治目之功仿佛。忌鳖。与鳖同食，生鳖瘕。

马齿苋

酸，寒。散血解毒，祛风杀虫。治诸淋疳痢，《海上方》：捣汁，合鸡子白服，治赤白痢。血癖恶疮，多年恶疮，敷两三遍即瘥。烧灰煎膏，涂秃疮湿癣。小儿丹毒，捣汁饮，以滓傅之。利肠滑产。

叶如马齿，有大小二种，小者入药。性至难燥，去茎用。亦忌与鳖同食。

苦菜一名苦荬

苦，寒。益心明目，和血通气。治血淋酒水各半煎服。痔瘘，熏洗数次有效。肠澼恶疮。《经验方》医对口恶疮，用苦荬擂汁一钟，入姜汁一匙，和酒服。以渣傅，一二次即愈。涂丁肿，傅蛇咬，点瘊子自落。脾胃虚寒者勿食。共蜜食，令人作肉痔。

根治赤白痢，利小便。

蒲公英一名黄花地丁。

甘，平。入足太阴、阳明经。化热毒，解食毒，消肿核，专治乳痈，乳头属厥阴，乳房属阳明。同忍冬煎，入少酒服，捣敷亦良。疔毒，亦为通淋妙品。擦牙，乌髭须。《瑞竹堂》有还少丹方，取其通肾。故东垣为少阴本经必用之药。白汁涂恶刺。凡螳螂诸虫，盛夏孕育，游诸物上，必遗精汁，干久则有毒，人手触之成疾，名狐尿刺，燥痛不眠，百疗难效，取汁厚涂即愈，《千金方》极言其功。

叶如莴苣，花如单瓣菊花。四时有花，花罢飞絮。断之茎中有白汁。郑方升曰：一茎两花，高尺许者，掘下数尺，根大如拳，旁有人形拱抱。捣汁酒服，治膈噎如神。

芋子

辛，平，滑。弘景曰：生则有毒，味莶不可食。宽肠胃，充肌肤，破宿血，止烦渴。冷啖。多食难克化，滞气困脾。

梗擦蜂螫良。

山药古名薯蓣

甘，平。入手足太阴经。补其不足，清其虚热。阴不足则内热，补阴故能清热。固肠胃，润皮毛，化痰涎，止泻痢。渗湿，故化痰止泻。《百一方》：山药半生半炒，米饮下，治噤口痢。又益肾强阴，治虚损劳伤；王履云：八味丸用之以强阴。能益心气，治健忘遗精。生捣，敷痈疮，消肿硬。能消热肿，盖补其气，则邪滞自行。丹溪云：补阳气，生者能消肿硬是也。

色白而坚者入药。得羊肉，补脾阴；得熟地，固肾精。

百合

甘，平。润肺宁心，清热止嗽，益气调中，止涕泪，涕泪，肺肝热也。《经》曰：肺为涕，肝为泪，心为汗，脾为涎，肾为唾。利二便。治浮肿胪胀，痞满寒热，疮肿乳痈，伤寒百合病。行住坐卧不安，如有神鬼状。苏颂曰：病名百合，而用百合治之，不识其义。士材曰：亦清心安神之效耳。二允云：久嗽之人，肺气必虚，虚则宜敛。百合之甘敛，胜于五味之酸收。

花白者入药。得款冬，治痰嗽带血。

茄根

散血消肿。煮汁渍冻疮。史国公药酒，用白茄根为君。茄科以马尿浸三日，晒炒为末，点牙即落。

茄子　甘、寒。不可多食，损人动气，发疮，女人能伤子宫。

冬瓜一名白瓜。

寒泻热，甘益脾。利二便，消水种[①]，止消渴，苗叶皆治消渴。散热毒痈肿。切片傅之。丹溪曰：久病阴虚者忌之。

子　补肝明目。凡药中所用瓜子，皆冬瓜子也。

丝瓜

甘，平，苏颂曰：冷。凉血解毒，除风化痰，通经络，行血脉，老者筋络贯串，象人经脉，故可借其气以引之。消浮肿，稀痘疮。出不快者，烧存性，入朱砂、蜜水调服。治肠风崩漏，

① 种：通“肿”。《说文通训定声·丰部》：“种，假借为肿。”

疝痔痈疽，滑肠下乳。

苦瓜一名锦荔枝

苦，寒。除热解烦，清心明目。

紫菜

甘，寒。病瘿瘤脚气者，宜常食之。多食令人腹痛发气，吐白沫。热醋饮少许，即消。

木耳

甘，平。治痔疮焮肿，崩中漏下。俱炒见烟，为末，酒服方寸匕效。

桑耳桑上寄生

甘、平。善祛子脏中风热，主漏下血病，兼治寒热积聚。积聚去不难成孕。《本经》专取黑者达肾，赤者走肝，补中寓泻，泻中寓补之机，具见言外。其黄熟陈白者，止久泄，益气；金色者，治癖饮积聚及肠风泻血、衄血、五痔下血、血痹虚劳、咽喉痹痛，一切血症，咸宜用之。又槐耳治五痔脱肛；柳耳治反胃吐痰；柘耳治肺痈咳脓血。

香蕈

甘，平。益胃气。蘑菇兼能化痰。又土蕈通作菌，味虽鲜美，然多有毒，切不宜食。

果　部

李根白皮

苦、微咸，寒。治消渴，奔豚，仲景贲豚丸用之。赤白下痢。

炙黄用。

杏仁

苦、甘，温，冷利，有小毒。入手太阴经。泻肺解肌，能发汗。除风散寒，降气行痰，润燥消积，通大肠气秘。治时行头痛，上焦风燥，咳逆上气，杏仁炒研，蜜和为膏，含咽。烦热喘促。又能杀虫治疮，制狗毒可毒狗，消狗肉积。锡毒。肺虚而咳者禁用。东垣曰：杏仁下喘治气，桃仁疗狂治血，俱治大便秘，当分气血。昼便难属阳气，夜便难属阴血。虚人便闭，不可过泄。脉浮属气，用杏仁、陈皮；脉沉属血，用桃仁、陈皮。肺与大肠相表里，贲门上主往来，魄门下主收闭，为气之通道，故并用陈皮佐之。又杏仁、紫菀，并能解肺郁，利小便。

去皮、尖炒研，发散连皮、尖研。双仁者杀人。得火良。得天门冬，能润心肺；得柿饼，治肺病咯血；得童便，补肺劫劳。恶黄耆、黄芩、葛根。

巴旦杏仁　甘，平，温。止咳下气，消心腹逆闷。

乌梅

酸，温，涩。入手足太阴经血分。敛肺涩肠，涌痰消肿，清热解毒，生津止渴，醒酒杀虫。治久嗽泻痢，梁庄肃公血痢，陈应之用乌梅、胡黄连、灶下土，等分为末，茶调服而愈。曾鲁公血痢百余日，国医不能疗，应之用盐梅肉研烂，合腊茶入醋服，一啜而安。瘴疟霍乱，吐逆反胃，劳热骨蒸，安蛔厥，蛔虫上攻而眩仆。虫得酸则伏，仲景有蛔厥乌梅丸。去黑痣，蚀恶肉。痈疮后生恶肉，烧梅存性，研末傅之。多食损齿伤筋。《经》曰：酸走筋，筋病毋多食酸。

白梅功用略同。治痰厥僵仆，牙关紧闭，取肉揩擦牙龈，涎出即开。盖酸先入筋，齿软则易开。若用铁器搅开，恐伤其齿。惊痫喉痹，傅乳痈肿毒，刺入肉中。嚼烂罨之即出。疮中努肉，捣饼贴之即收。

青梅熏黑为乌梅，稻灰汁淋蒸则不蠹。孟诜云：乌梅十颗，汤煮去核，纳肛中，通大便。盐渍为白梅。时珍曰：梅，花开于冬而实于夏，得木之全气，故其味最酸。胆为甲木，肝为乙木。人舌下有四窍，两通胆液，故食酸则津生。食梅齿𪘏①者，嚼胡桃即解。衣生霉点者，梅叶煎汤洗之。捣洗葛衣亦佳。

桃仁

苦、甘，平。思邈曰：辛。孟诜曰：温。入手、足厥阴经血分。苦泄血滞，甘缓肝气而生新血，无己曰：肝者血之源，血聚则肝气燥。肝苦急，急食甘以缓之。通大肠血秘。治热入血室冲脉，血燥血痞，损伤积血，血痢经闭，咳逆上气，血和

① 𪘏（chǔ 楚）：牙齿接触酸味时的感觉。

则气降。皮肤血热，燥痒畜[1]血，发热如狂。仲景治膀胱蓄血，有桃仁承气汤，即调胃承气汤加桃仁、桂枝。血不足者禁用。

行血连皮、尖生用，润燥去皮、尖炒用。俱研碎，或烧存性用。双仁者有毒，不可食。香附为使。得吴茱萸，治冷劳减食；得延胡索、川楝子，治肝厥胃脘痛。

桃花　苦，平。下宿水，除痰饮，消积聚，利二便，疗风狂。范纯佑女，丧夫发狂，夜断窗棂，登桃树食花几尽，自是遂愈。以能泻痰饮滞血也。

桃叶　能发汗。凡伤寒风痹，发汗不出，以火煅地，用水洒之，布干桃叶于上厚二三寸，安席叶上卧之，温覆得大汗，被中傅粉极燥，便瘥也。凡柏叶、麦麸、蚕砂皆可如此法用。桃为五木之精，枝叶花仁，并能辟邪。《食医心镜》桃仁煮粥，治鬼疰咳嗽。生桃食多生痈疖。

栗

咸，温。厚肠胃，补肾气。小儿不可多食，生则难化，熟则滞气。能解羊膻。

大枣

甘，温。安中益气，滋脾土，润心肺，调营卫，缓阴血，生津液，悦颜色，通九窍，补五脏，助十二经，和百药。伤寒及补剂加用之，以发脾胃升腾之气。多食损齿，齿属肾，土克水。中满症忌之。甘令人满。大建中汤心下痞者，减

---

① 畜：通“蓄”，蓄积。《周易·序》：“经必有所畜。”唐陆德明《经典释文》：“畜，本亦作‘蓄’。”

糖、枣，与甘草同例。无己曰：仲景治奔豚用大枣者，滋脾土以平肾气也。治水饮胁痛，有十枣汤，益脾土以胜妄水也。

北产肥润者良。金华南枣，亦佳品。得小麦，治脏燥悲伤。杀乌、附毒，忌葱、鱼同食。

梨

甘、微酸，寒。润肺凉心，消痰降火，止渴解酒，利大小肠。治伤寒发热，热嗽痰喘，中风失音。捣汁频服。《圣惠方》：梨汁煮粥，治小儿心脏风热昏燥。切片贴汤火伤。多食冷利，脾虚泄泻及乳妇血虚人忌之。生者清六腑之热，熟者滋五脏之阴。实火宜生，虚火宜熟。

捣汁用，熬膏亦良。加姜汁、蜂蜜佳。清痰止嗽。与莱菔相间收藏则不烂，或削梨蒂扦莱菔上。得丁香，治反胃转食。

木瓜

酸、涩，温。入手、足太阴经血分。敛肺和胃，理脾伐肝，化食酸能敛，敛则化，与山查同。止渴，酸能生津。气脱能收，气滞能和，调营卫，利筋骨，去湿热，消水胀。治霍乱转筋，夏月暑湿，邪伤脾胃。阳不升，阴不降，则挥霍撩乱，上吐下泻，甚则肝木乘脾，而筋为之转也。时珍曰：肝虽主筋，而转筋则因风寒湿热，袭伤脾胃所致。转筋必起于足腓，腓及宗筋，皆属阳明。木瓜治转筋，取其理脾以伐肝也。土病则金衰而木盛，故用酸温以收脾肺之耗散，而藉其走筋以平肝邪，乃土中泻木以助金也。泻痢脚气，脾主四肢，或寒湿伤于足络，或胃受湿热之物，上输于脾，下流至足，则成脚气。恶寒发热，状类伤寒，第胫肿掣痛为异耳。宜利湿清热，忌用补剂及淋洗。**腰足无力。多食损齿、骨，病癃闭。**酸收太甚。莫一曰：木瓜乃酸涩之品，世用治水肿、腹胀，误矣。有大寮舟过金陵，爱其芬馥，购数百颗置之舟中，举舟人皆病溺不得出，医用通利药罔效。迎予视之，闻四面皆木瓜香，笑谓诸人曰：撤去此物，溺即出矣，不必用药也。于是尽投江中，顷之，溺皆如旧。

陈者良。香薷饮用之，取其和脾去湿，补肺生金。**忌铁。**

山查古字作樝

酸、甘、咸，温。健脾行气，散瘀化痰，消食磨积。消油腻腥膻之积，与麦芽消谷积者不同。凡煮老鸡硬肉，投数枚则易烂，其消肉积可知。**发小儿痘疹，止儿枕作痛。**恶露积于太阴，少腹作痛，名儿枕痛。砂糖调服。**多食令人嘈烦易饥，反伐脾胃生发之气。**破泄太过，中气受伤。凡服人参不相宜者，服山查即解。一补气，一破气也。

有大小二种。小者入药，一名棠球子。去皮、核用。一云核亦有力，化食磨积。**得茴香，治偏坠疝气；得紫草，治痘疹干黑。**

柿干

甘，平，涩。生柿性寒。《百一选方》云：一人同蟹食，大吐，继以血，昏不省人，用木香磨汁，灌之乃解。**健脾涩肠，润肺宁嗽，消宿血。治肺痿热咳，咯血反胃，**有人三世病反胃，得一方，柿干同干饭日日食，不饮水，遂愈。**肠风痔漏。**肺与大肠相表里，脏清则腑热亦除。《泊宅编》：柿干烧灰饮，服二钱，治下血。

柿霜　生津化痰，清上焦心肺之热尤佳。治咽喉口舌疮痛。

柿蒂　止呃逆。古方单用，取其苦温降气。《济生》加丁香、生姜，取其开郁散痰，亦从治之法。《产宝》云：产后呃逆烦乱，柿饼一个，煮汁热饮。

石榴皮

酸、涩，温。能涩肠，止泻痢下血，煅末服。崩带脱肛。泻痢至于脱肛者，以石榴皮、陈壁土①加明矾少许，浓煎熏洗。再用五倍子炒研，敷托而上之。亦下蛔虫。《客座新闻》② 云：一人患腹胀，饮食如常，非水肿蛊胀，乃湿热生虫之象。以石榴、椿树东引根皮、槟榔各五钱，空心服，腹大痛，泻虫长丈余，遂愈。浸水，汁黑如墨。乌须方绿云油中用之。

勿犯铁器。凡使不计干湿，皆以浆水浸一夜，取出用。

陈皮

辛能散，苦能燥能泻，温能补能和。同补药则补，泻药则泻，升药则升，降药则降。为脾肺气分之药。脾为气母，肺为气籥③，凡补药涩药，必佐陈皮以利气。调中快膈，导滞消痰，大法治痰，以健脾顺气为主。洁古曰：陈皮、枳壳，利其气

---

① 土：原作“上”，据文义改。

② 客座新闻：沈周著。沈周，明代书画家，字启南，号石田、白石翁、玉田生、有竹居主人等，长洲（今江苏苏州）人。

③ 籥（yuè 悦）：橐籥，古代鼓风吹火用的器具，此喻肺主气，司呼吸，调节气机的功能。籥原指口吹管乐器，这里借喻橐的输风管。

而痰自下。丹溪曰：治痰利药过多，则脾虚，痰易生而反多。又曰：胃气亦赖痰以养，不可攻尽，攻尽则虚而愈剧。《泊宅篇》曰：莫强中食已，辄胸满不下，百治不效。偶家人合橘皮汤，尝之似有味，连日饮之。一日忽觉胸中有物坠下，目瞪汗濡，大惊，须臾腹痛，下数块如铁弹，臭不可闻，自此胸次廓然。盖脾之冷积也。方用橘红一斤，甘草、盐花各四两，水五碗，慢火煮干，焙研为末，白汤点服，名二贤散。丹溪变为润下丸，治痰特有验。世医徒知半夏、南星之属，何足语此哉！利水破癥，宣通五脏，《十剂》曰：宣可去壅，生姜、橘皮之属是也。统治百病，皆取其理气燥湿之功。人身以气为主，气顺湿除，则百病散。《金匮》云能解鱼毒食毒。多服久服，损人元气。入补养药则留白，入下气消痰药则去白。《圣济》云：不去白，反生痰。去白名橘红，兼能除寒发表。皮能发散皮肤。

橘皮　广中陈久者良，故名陈皮。陈则烈气消，无燥散之患。半夏亦然，故同名二陈汤。治痰咳，童便浸晒；治痰积，姜汁炒；治下焦，盐水炒。得白术，则补脾；得甘草，则补肺；得杏仁，治大肠气闭，亦治脚气冲心；得桃仁，治大肠血闭；得生姜，治呕哕厥冷；得神曲、生姜，治经年气嗽；得麝香，治妇人乳痈。

橘核　治腰肾冷痛，小肠疝气。去壳，炒研，酒服良。

橘叶　入厥阴，行肝气，消肿散毒。治乳痈肺痈。《经验方》治肺痈，用绿橘叶洗，捣绞汁一盏服之。吐出脓血即愈。

青皮

辛、苦，温。疏肝泻肺，柴胡疏上焦肝气，青皮平下焦肝气。凡泻气药，皆云泻肺。**破滞削坚，除痰消痞。治肝气郁积，胁痛多怒，久疟结癖**，入肝散邪，入脾除痰，疟家必用之品，故清脾饮以之为君。**疝痛乳痈**。丹溪曰：乳房属阳明，乳头属厥阴。乳母或因忿怒郁闷，厚味酿积，致厥阴之气不行，故窍不得出；阳明之血腾沸，故热甚而化脓。亦有其子有滞痰膈热，含乳而睡，嘘气致生结核者。初起便须忍痛揉软，吮令汁透，自可消散。治法以青皮疏肝滞，石膏清胃热，甘草节行浊血，瓜蒌消肿导毒，或加没药、橘叶、金银花、蒲公英、皂角刺、当归，佐以少酒。若于肿处灸三五壮尤促。久则凹陷，名乳岩，不可治矣。**最能发汗**，皮能达皮，辛善发散。**有汗及气虚人禁用**。陈皮升浮，入脾肺治高；青皮沉降，入肝胆治低。炒之以醋，所谓肝欲散，急食辛以散之，以酸泄之，以苦降之也。

橘之青而未黄者。醋炒用。古方无用者，宋以后始与陈皮分用。

枇杷叶

苦，平。清肺和胃，降气消痰。气有余便是火，火则生痰，气下则火降痰消。**治热咳，呕逆，口渴**。时珍曰：火降痰顺，则逆者不逆，呕者不呕，咳者不咳，渴者不渴矣。一妇肺热久嗽，身如火炙，肌瘦将成劳，以枇杷叶、款冬花、紫菀、杏仁、桑皮、木通等分，大黄减半，蜜丸樱桃大，食后、夜卧各含化一丸，未终剂而愈。

叶湿重一两，干重三钱者为气足。拭净毛。毛射肺，令人咳。**治胃病，姜汁炙；治肺病，蜜炙。得栀子，治赤鼻、面疮；得丁香、人参，治反胃、呕哕**。

白果一名银杏。

甘、苦、涩，温。熟食温肺益气，定痰哮，敛喘嗽，缩小便，止带浊。生食降痰解酒，消毒杀虫。花夜开，人不得见。性阴，有小毒，故能消毒杀虫。**多食则收令太过，令人壅气胪胀，小儿发惊动疳。**食千枚者死。

浆　泽手面，浣油腻。时珍曰：去痰浊之功，可以类推。

胡桃

甘、平，温。皮涩，敛肺定喘，固肾涩精，今药中罕用。讱庵云：用之当胜金樱、莲须也。**入足少阴、太阴经。通命门，利三焦，温肺润肠，补气养血。佐补骨脂，一水一火，大补下焦，**胡桃属水，破故纸属火，有水火相济之妙。古云：黄柏无知母，破故纸无胡桃，犹水母之无虾也。时珍曰：三焦者，元气之别使；命门者，三焦之本原。命门指所居之府而言，为藏精系胞之物；三焦指分治之部而名，为出纳腐熟之司。一为体，一为用也。其体非脂非肉，白膜裹之，在脊骨第七节两肾中央，系著于脊，下通二肾，上通心肺、贯脑，为生命之原。相火之主，精气之府，人物皆有之。生人生物，皆由此出。《内经》所谓七节之旁，中有小心是也。《难经》误以右肾为命门。高阳生承谬撰《脉诀》，至朱肱、陈言、戴起宗始辟之。夫肾、命相通，藏精而恶燥。胡桃颇类其状。汁青黑，故入北方。佐破故纸润燥而调血，使精气内充，血脉通利，诸疾自除矣。**三焦通利，故上而虚寒喘嗽，**能温肺化痰。洪迈有痰疾，以胡桃三枚，姜三片，卧时嚼服，旦而痰消嗽止。洪辑幼子病痰喘，服人参胡桃汤而愈。明日剥去皮，喘复作，仍连皮用，信宿①而瘳。盖皮能敛肺也。胡桃、葱白、姜、茶等分捣煎，能散寒发汗。下而腰脚虚痛，能补肾。内而心腹诸痛，外而疮肿之毒，能调中和营。皆可除也。然动风痰，助肾火。有痰火积热者少服。油者有毒，故杀虫治疮。壳外青皮，压油乌髭发。

润燥养血去皮用，敛涩连皮用。得杏仁，治喘嗽。

荔枝核

甘，温，涩。入肝肾，散滞气，辟寒邪。治胃脘痛，妇人血气痛。煅存性五钱，香附一两，为末，每服二钱，盐汤或米饮下，名蠲痛散。单服醋汤下亦效。其实双结，核似睾丸。肾子也。故治㿗疝卵肿，有述类象形之义。煅存性，酒调服，加茴香、青皮，各炒为末，酒服亦良。壳发痘疮。

烧存性用。荔枝连壳煅研，止呃逆。生荔枝多食则醉，以壳浸水解之。此即食物不消，还以本物解之之义。

龙眼肉

甘，温。益脾长智，一名益智。养心葆血。心为脾母。故归脾汤用之。治思虑劳伤心脾及肠风下血。心生血，脾统血。思虑过多，则心脾伤而血耗，致有健忘、怔忡、惊悸诸病。归脾汤能引血归脾而生补之。肠风亦由血不归脾而妄行。

橄榄

甘、涩，温。清咽生津，除烦醒酒，解河豚毒，投入煮

① 信宿：连宿两夜，也表示两夜。

佳。及鱼骨鲠。如无橄榄，以核磨水服。橄榄木作舟楫，鱼拨着即浮出。物之相畏有如此者。

核烧灰，傅蛀疳[①]良。

榧实

甘，涩。润肺，寇氏云：多食滑肠。杀虫。有虫积者，宜上旬日日食之。食一斤，虫乃绝。

海松子

甘，温。润肺温胃，散水除风。治咳嗽，松子一两，胡桃二两，炼蜜和服，治肺燥咳嗽。虚秘。同柏子仁、麻仁溶蜡为丸，名三仁丸。

出辽东、云南。松须五鬣。

槟榔

苦温破滞，辛温散邪。泻胸中至高之气，使之下行。性如铁石，能坠诸药至于下极。攻坚去胀，消食行痰，下水除风，杀虫醒酒。治痰癖癥结，瘴疠疟痢，水肿脚气，脚气冲心，尤须用之，童便、姜汁，温酒调服。大小便气秘，里急后重。同木香用。木香利气。过服损真气。岭南多瘴，以槟榔代茶。其功有四：醒能使醉，醉能使醒，饥能使饱，饱能使饥。然泄脏气，无瘴之地忌用。

鸡心尖长，破之作锦纹者良。程星海曰：阴毛生虱，世鲜良方。以槟榔煎水洗即除。又方，以心红擦之亦好。得木瓜，治脚

---

① 蛀疳：指下疳生于阴茎上者。

气冲心；得橘皮，治金疮恶心。

大腹皮

辛泄肺，温和脾。下气行水，通大小肠。治水肿脚气，痞胀痰膈，瘴疟霍乱。气虚者忌用。

子似槟榔，腹大形扁。故与槟榔同功。取皮，酒洗，黑豆汤再洗，煨用。鸩鸟多栖其树，故宜洗净。

枳椇子一名水蜜。

甘，平。止渴除烦，润五脏，解酒毒。葛根解酒而发散不如枳椇。屋外有枳椇树，屋内酿酒多不佳。赵以德治酒毒房劳病热者，加葛根于补气血药中，一贴微汗，反懈怠，热如故，知气血虚，不禁葛根之散也，必得枳椇方可。偶得干者加入即愈。《东坡集》云：揭颖臣病消渴，日饮水数斗，饭亦倍进，小便频数，服消渴药日甚。延张肱诊之，笑曰：君几误死！取麝香当门子，以酒濡作十许丸，棘枸子煎汤吞之，遂愈。问其故，肱曰：消渴消中，皆脾弱肾败，土不制水而成。今颖臣脾脉极热，肾脉不衰，当由酒果过度，积热在脾，所以多食多饮。饮多，溲不得不多，非消非渴也。麝香坏酒果，棘枸能胜酒，故假二物以去其酒果之毒也。雷敩曰：凡使麝香，用当门子尤妙。

俗名鸡距，以实[①]拳曲如鸡距。蜀呼为棘枸。经霜黄赤，甚甘。其叶入酒，酒化为水。

甜瓜蒂

苦，寒。足阳明吐药，能吐风热痰涎，上膈宿食。吐

---

① 实：指肥大的果柄。

去上焦之邪，《经》所谓其高者因而越之，在上者涌之，木郁达之是也。越以瓜蒂、淡豉之苦，涌以赤小豆之酸，吐去上焦有形之物，则木得舒畅，天地交而万物通矣。当吐而胃弱，代以参芦。丹溪曰：吐中就有发散之义。子和曰：诸汗法古方多有之，惟以吐发汗，世罕知之。故予尝曰：吐法兼汗以此夫。讱庵云：汗吐下和，乃治疗之四法。仲景瓜蒂散、栀豉汤，并是吐药。子和治病，用吐尤多。丹溪治许白云大吐二十余日，治小便不通，亦用吐法，甚至用四物、四君以引吐。成法具在。今人惟知汗下和，而吐法绝置不用。遇邪在上焦及当吐者，不行涌越，致结塞而成坏症，轻病致重，重病致死者多矣。**治风眩头痛，懊憹不眠，癫痫喉痹，头目湿气，水肿黄疸，**或合赤小豆煎，或吹入鼻中，取出黄水。**湿热诸病。上部无实邪者禁用。**能损胃耗气。语曰：大吐亡阳，大下亡阴。凡取吐者，须天气清明，巳午以前，令病人隔夜勿食，卒病者不拘。《类编》云：一女子病齁喘不止，遇道人教取瓜蒂七枚为末，调服其汁，即吐痰如胶黏，三进而病如扫。

西瓜

甘，寒。解暑除烦，利便醒酒，名天生白虎汤。西瓜、甜瓜，皆属生冷，多食伤脾助湿。《卫生歌》云：瓜桃生冷宜少食，免致秋来成疟痢。瓜性寒，曝之尤寒。嵇含赋云：瓜曝则寒，油煎则冷。物性之异也。

甘蔗

甘，寒。和中助脾，除热润燥，止渴治消渴。**消痰，解酒毒，利二便。**《外台方》：嚼咽或捣汁，治发热口干便涩。**治呕哕反胃，**《梅师方》：蔗汁、姜汁和服。**大便燥结。**蔗汁熬之，名石蜜，即白霜糖。性味甘温，补脾缓肝，润肺和中，消痰治嗽。多食助热，损齿生虫。紫砂糖功用略同。

莲子

甘、涩，温。交心肾，莲乃脾果。脾者黄宫，能交水火而媾心肾。安靖上下君、相火邪。古方治心肾不交，劳伤白浊，有莲子清心饮，补心肾有瑞莲丸。厚肠胃，固精气，强筋骨，补虚损，除寒热，益十二经脉血气。治脾泄久痢，遗浊崩带，及诸血病。大便燥者勿服。

去心、皮，蒸熟，焙干用。得茯苓、山药、白术、枸杞良。黑而沉水者为石莲，清心除烦，开胃进食，专治噤口痢、淋浊诸症。石莲入水则沉，入卤则浮。煎盐人以之试卤，莲浮至顶，卤乃可煎。落田野中者，百年不坏。人得食之，发黑不老。肆中石莲，产广中树上，其味大苦，不宜入药。莲心为末，米饮下，疗产后血渴。

藕节

涩，平。解热毒，消瘀血，止吐衄淋痢，一切血症。和生地汁、童便服良。藕：生，甘寒，凉血散瘀，宋时大官作血䘓，误落藕皮，血遂涣散不凝。一人病血淋，痛胀欲死，李氏以发灰二钱，藕汁调服，三日而愈。《梅师方》：产后余血上冲，煮汁饮。止渴除烦，《圣惠方》：藕汁，蜜和服，治时气烦渴。解酒毒、蟹毒。捣烂，热酒调服。煮熟甘温，益胃补心，多孔象心。止泻能实大肠。止怒，久服令人欢。益心之效。生捣罨金疮伤折。熟捣涂拆裂冻疮。《肘后方》：卒中毒箭，煮藕汁饮，多多益善。

孟诜曰：产后忌生冷，独藕不忌，为能散瘀血也。澄粉亦佳，安神益胃。

莲蕊须

甘、涩，温。清心通肾，益血固精，乌须黑发，止梦泄遗精，吐崩诸血。略与莲子同功。

得黑牵牛、当归，治久近痔漏；得黄柏，治欲火梦遗。

荷叶

苦，平。升发阳气，洁古枳术丸，用荷叶烧饭为丸。散瘀血，留好血，发痘疮倒靥。紫背荷叶、僵蚕等分为末，胡荽汤下。闻人规①曰：胜于人牙、龙脑。治吐衄崩淋，损伤产瘀，炒香，末服。一切血症。洗肾囊风。东垣曰：雷头风症，头面疙瘩肿痛，憎寒壮热，状如伤寒。病在三阳，不可过用寒药重剂，诛罚无过，余处清震汤治之。荷叶一枚，升麻、苍术各五钱，煎服。奠一曰：荷叶研末，酒服三钱，治遗精极验。

菱一名芰，俗名菱角。

甘，寒。安中消暑，止渴解酒。

有两角、三角、四角、老嫩之殊。《武陵记》以三角、四角者为芰，两角者为菱。菱花随月而转，犹葵花之随日。

芡实一名鸡头子。

甘、涩。固肾益精，补脾去湿。治泄泻带浊，小便不

① 闻人规：宋代儿科医生。撰《小儿痘疹论》三卷，又名《痘疹论》。

禁，梦遗滑精，同金樱膏为丸，名水陆丹。**腰膝痹痛**。吴子野曰：人之食芡，必枚啮而细嚼之，使华液流通，转相灌溉，其功胜于乳石也。《经验后方》：煮熟研膏，合粳米煮粥食，益精气。

蒸熟捣粉用，涩精药或连壳用。李惟熙云：菱寒而芡暖，菱花背日，芡花向日。**得菟丝子，实大便**。

荸脐一名乌芋，一名地栗。

甘，微寒，滑。益气安中，开胃消食，饭后宜食之。**除胸中实热。治五种噎膈**，忧膈、恚膈、气膈、热膈、寒膈。噎亦五种：气噎、食噎、劳噎、忧噎、思噎。**消渴黄疸**[①]**，血症蛊毒**。末服，辟蛊。**能毁铜**。汪机曰：合铜钱食之，则钱化。可见为消坚削积之物，故能开五膈，消宿食，治误吞铜也。

柰

甘，温。《别录》：苦寒。思邈：酸涩。**益心和脾，生津止渴。多食令人肺壅胪胀**。

生北地，与南方林檎同类异种。林檎俗名花红。虽不伤脾，多食发热，以其味涩性温也。病人食此多致复发，或生痰涎而为咳逆，壅闭气道使然。其核食之烦心，助火可知。

柑皮

辛、甘，寒。下气调中。治咽喉痛，产后肌浮。研末酒服。**伤寒饮食劳复者，浓煎汁服之**。

产广东化州者良。去白用。此与橘皮同为下气之品，但性

---

① 黄疸：原作“黄疸”，形近而误，据文义改。

之温寒各异。《千金方》中用之，云甘皮者即此。

橙核

治闪挫腰痛。炒研，酒服。

柚皮

甘，辛。下气化痰，消食快膈。

佛手柑

辛、苦、甘，温。专破滞气。治痢下后重。痢久气虚，非其所宜。

取陈年者用。又香橼兼破痰水。煮酒饮，治痰气咳嗽；煎汤，治心下气痛。亦取陈者，除去穰核用。

金橘一名金柑。

酸、甘，温。下气宽膈，止渴解酲。

杨梅

甘、酸，温。心家血分之果，兼入肝、脾、心包。止渴除烦，烧灰断痢。《普济方》：烧研，米饮服。盐藏，止呕哕，消食去痰。血热火旺人勿用。

根皮　煎汤，能解砒毒。

核仁　治脚气。童贯苦脚气，会稽守王嶷馈五十石，贯用之而愈。取仁法：以柿漆拌核，暴之，即自裂出也。

无花果

甘，平。开胃止泄。治咽喉痛。

叶　微辛。主五痔肿痛，煎汤频熏洗之。

蒲桃俗名葡萄。

甘，温。益气调中，除烦止渴。治筋骨湿痹。逐水，利小便。丹溪曰：东南人食之多病热，西北人食之无恙。盖能下走渗道，西北人禀气厚故耳。又琐琐葡萄，甘、微咸，温。似葡萄而琐细，故有琐琐之名。生于漠北，南方闻亦有之。其干类木，而系藤本。其子生青，熟赤，干则紫黑。能摄精气归宿肾脏，与五味子功用不甚相远。北人以之强肾，南人以之稀痘，各有攸宜。强肾方：用琐琐葡萄、人参各一钱，火酒浸一宿，侵晨①涂手心，摩擦腰脊，能助②膂力强壮。若卧时摩擦腰脊，力助阳事坚强，服之尤为得力。稀痘方：用琐琐葡萄一岁一钱，神黄豆一岁一粒，杵为细末，一阳夜蜜水调服，并擦心窝腰眼，能助肾祛邪，以北地方物专助东南生气之不足也。然惟禀质素弱者用之有益，若气壮偏阳者勿用，恐其助长淫火之毒也。

榛子

甘，平。止饥调中，益气力，实肠胃。

落花生

辛能润肺，香能舒脾。果中佳品，

出闽广。藤生，花落地而结实，故名。炒食或煮食。

---

① 侵晨：黎明，早晨初现光亮。明·冯梦龙《东周列国志》："忽一日侵晨，小吏头须叩宫门求见。"

② 助：原作"动"，据《本经逢原·果部》卷三"琐琐葡萄"条改。

味果部

川椒

辛，热。入肺，发汗散寒，治风寒咳嗽；入脾，暖胃燥湿，消食除胀，治心腹冷痛，吐泻澼痢，痰饮水肿；《千金方》：有人冷气入阴囊肿满，以布裹椒包囊下，须臾热气大通，日再易之，以消为度。或用桂末涂亦良。入右肾命门补火，治肾气上逆，能下行导火归元。每日吞二十粒，大能温补下焦。阳衰溲数，阴汗泄精。下焦虚寒。坚齿明目，破血通经，除癥安蛔。虫见椒则伏。仲景蛔厥乌梅丸用之。凡虫啮腹痛者，面白唇红，时发时止。杀鬼疰、虫鱼毒。最杀劳虫。危氏神授丸：川椒炒出汗，为末，米饮下三钱。有人病传尸劳，遇异人传此方，服至二斤，吐出虫如蛇而安。肺、胃素热者忌服。丹溪曰：食椒既久，则火自水中生，多被其毒也。

秦产名秦椒，俗名花椒，实稍大；蜀产肉厚皮皱为川椒。闭口者杀人。微炒去汗，捣，去里面黄壳，取红用。名椒红。杏仁为使。得盐良。入肾。得白茯苓，补益心肾；得地黄汁，调养真元。畏款冬、防风、附子、雄黄、麻仁、凉水。椒乃玉衡星之精，辟疫伏邪，故岁旦饮椒柏酒。

子名椒目，苦、辛。专行水道，不行谷道。能治水蛊，除胀定喘，及肾虚耳鸣。

胡椒

辛，热。暖胃快膈，下气消痰。治寒痰食积，肠滑冷痢，阴毒腹痛，胃寒吐水，牙齿浮热作痛，合荜茇散之。杀一切鱼肉鳖蕈毒。食料宜之。多食损肺，走气动火，发疮痔脏毒，齿痛目昏。

毕澄茄一类二种，主治略同。

吴茱萸

辛、苦，大热，有小毒。入足太阴经血分，足少阴、厥阴经气分。润肝燥脾，温中下气，除湿解郁，去痰杀虫，开腠理，逐风寒。治厥阴头痛，仲景用吴茱萸汤。阴毒腹痛，痛在少腹。呕逆吞酸，俗名醋心。亦有吐酸者，宜降火清痰，用吴茱作向导。一人苦痰饮，率十日一发，头痛背寒，呕酸不食。得一方，茯苓、吴茱萸汤泡七次，等分，蜜丸，名吴仙丹。服之遂不再作。痞满噎膈，胃冷。食积泻痢，血痹阴疝，痔疾肠风，脚气水肿，口舌生疮。为末，醋调贴足心，移夜便愈，能引热下行。冲脉为病，气逆里急。宜此主之。性虽热，而能引热下行，段成式云：椒性善下，吴茱性上，似不尽然。宗奭曰：此物下气甚速。东垣曰：浊阴不降，厥气上逆，膈塞胀满，非吴茱不可治也。讱庵云：吴茱辛热，故性上；气味俱厚，故善降。利大肠壅气，故治肠风痔痢。下产后余血。故产后必用之。然走气动火，昏目发疮，血虚有火者禁用。

陈者良，泡去苦烈汁用。须泡数次。止呕黄连水炒，治疝盐水炒，治血醋炒。得干姜，治吞酸；得黄连、白芍，治赤白下痢。恶丹参、硝石。

茶

苦、甘，微寒。下气消食，去痰热，除烦渴，清头目，得春初生发之气，故多肃清上膈之功。《汤液》云：茶苦寒下行，如何是清头目？《蒙筌》曰：热下降，则上自清矣。醒昏睡，清神。解酒食、油腻、烧炙之毒，利大小便。多饮消脂最能去油。寒胃。故浓茶能引吐。《千金》疗卒头痛如破，非中冷、中风，由痰厥气上冲所致，名厥头痛。单煮茶恣饮取吐，直吐出胆汁乃已，渴而即瘥。酒后饮茶，引入膀胱、肾经，患瘕疝水肿，空心亦忌之。与姜等分浓煎，名姜茶饮。治赤白痢。茶助阴，姜助阳，使寒热平调。并能消暑，解酒食毒。

陈细者良，粗者损人。

卷之五

香木部

柏子仁

甘、辛而润。其气清香，能透心肾而悦脾。此润药而香能舒脾，燥脾药中兼用最良。养心气，润肾燥，助脾滋肝，好古曰：肝经气分药。益智宁神，聪耳明目，甘益血，香通窍。益血止汗，除风湿，愈惊痫，泽皮肤，辟鬼魅。

炒研去油，油透[1]者勿用。得松子、麻仁，治老人虚秘。畏菊花。

侧柏叶

苦、涩，微寒。养阴滋肺而燥土，最清血分，为补阴要药。止吐衄崩淋，肠风尿血、痢血，一切血症。去冷风湿痹，历节风痛，肢节大痛，昼静夜剧，名白虎历节风。亦风寒湿所致。涂汤火伤。捣烂水调涂。生肌杀虫，炙罨冻疮。汁乌髭发。

取侧者。丹溪曰：多得月令之气，随月建方取。或炒或生用。桂、牡蛎为使，恶菊花。宜酒。万木皆向阳，柏独西指，

---

① 油透：因为种仁变质而致油渗于外，俗称走油。

受金之正气，坚劲不凋，多寿之木，故元旦饮椒柏酒以辟邪。

松脂

苦、甘，温。祛风去湿，化毒杀虫，生肌止痛。熬膏多用之。治诸疮脓血，瘘烂，头疡白秃。《简便方》：用松香五钱，猪油一两熬，搽小儿秃疮，一日数次，数日即愈。养生家炼服轻身延年。《抱朴子》云：上党赵瞿病癞，垂死，其家弃之，送置山穴中。瞿怨泣经月，有仙人见而哀之，以一囊药与之。瞿服百余日，其疮都愈，颜色丰悦，肌肤玉泽。仙人再过之，瞿谢活命之恩，乞求其方。仙人曰：此是松脂，山中便多。此物炼服之，可以长生不死。瞿乃归家长服，身体转轻，气力百倍，登危涉险，终日不困。年百余岁，齿不坠，发不白。后入抱犊山成地仙。

松节

苦，温。治百节久风，风虚脚痹疼痛。酿酒，主脚弱，骨节风。炒焦，治筋骨间病，能燥血中之湿。时珍曰：松节，松之骨也。质坚气劲，久亦不朽，故筋骨间风湿诸病宜之。

松毛　酿酒，亦治风痹脚气，阴囊湿痒。煎汤频洗。

杉木

辛，温。去恶气，散风毒。治脚气肿满，心腹胀痛，洗漆[①]疮。柳子厚纂《救死方》云：得脚气，夜半痞绝，胁块如石，昏困且死。郑洵美传杉木汤，食顷大下，块散气通。用杉木节一升，橘叶一升，无叶以皮代，大腹槟榔七枚，连子槌碎，童便三升煮，分

---

① 漆：《本草备要·木部》卷三“杉木”条为“毒”。

二服。若一服得快利，即停后服。

有赤白二种，赤油斑如野鸡者，作棺尤贵。性直，烧炭最发火药。

肉桂

甘、辛，大热，有小毒。入足少阴、太阴、厥阴经血分。补命门相火不足，两肾中间，先天祖气，乃真火也。人非此火，不能有生。无此真阳之火，则无以蒸糟粕而化精微，脾胃衰败，气尽而亡矣。益阳消阴。治痼冷沉寒，能发汗疏通血脉，宣导百药，辛则善散，热则通行。去营卫风寒，表虚自汗，阳虚。腹中冷痛，咳逆结气。咳逆亦由气不归元，桂能引火，归宿丹田。木得桂而枯。削桂钉木根，其木即死。又能抑肝风而扶脾土。肝木盛则克土，辛散肝风，甘益脾土。从治目赤肿痛，以热攻热，名曰从治。及脾虚恶食，命火不足。湿盛泄泻，土为木克，不能防水。古行水方中，亦多用桂，如五苓散、滋肾丸之类。补劳明目，通经堕胎。辛热能动血故也。

出岭南。色紫肉厚，味辛甘者，为肉桂。去粗皮用。其毒在皮。得人参、甘草、麦冬，能益中气；得柴胡、紫石英、干地黄，疗吐逆。忌生葱、石脂。《本草》有菌桂、筒桂、牡桂、板桂之殊。今用者亦罕分别，惟以肉厚气香者良。

桂心

苦入心，辛走血。能引血化汗、化脓，内托痈疽、痘疮。同丁香，治痘疮灰塌。益精明目，消瘀生肌，补劳伤，暖腰膝，续筋骨。治风痹癥瘕，噎膈腹满，腹内冷痛，九种

心痛。一虫、二疰、三风、四悸、五食、六饮、七冷、八热、九去来痛，皆邪乘于手少阴之络，邪正相激，故令心痛。

桂枝

辛、甘，温。入手太阴、足太阳经。温经通脉，发汗解肌。能利肺气。《经》曰：辛甘发散为阳。**治伤风头痛**，无汗能发。**中风自汗**，仲景桂枝汤用之，调和营卫，使邪从汗出，而汗自止也。**亦治手足痛风、胁风**。痛风有风痰、风湿、湿痰、瘀血、气虚、血虚之异。桂枝用作引经。胁风属肝，桂能平肝。东垣曰：桂枝横行手臂，以其为枝也。又曰：气薄则发泄，桂枝上行而解表；气厚则发热，桂肉①下行而补肾。此天地亲上亲下之道也。

得雄鸡肝，治小儿遗尿。

辛夷即木笔花。

辛，温。入手太阴、足阳明经气分。能助胃中清阳上行，通于头脑。温中解肌，通九窍，利关节。主治鼻渊鼻塞，肺主鼻。胆移热于脑，则鼻多浊涕而渊；风寒客于脑则鼻塞。《经》曰：脑渗为涕。王冰曰：胆液不澄，则为浊涕。如泉不已，故曰鼻渊。**及头痛面皯，目眩齿痛，九窍风热之病。然性走窜，气虚火盛者忌服**。时珍曰：肺开窍于鼻，阳明胃脉环鼻上行。脑为元神之府，鼻为命门之窍。人之中气不足，清阳不升，则头为之倾，九窍为之不利。金正希曰：人之记性，皆在脑中。小儿善忘者，脑未满也；老人健忘者，脑渐空也。

---

① 桂肉：《本草备要·木部》卷三“桂枝”条为“肉桂”。

去外皮毛，毛射肺，令人咳。微炒用。芎䓖为使。得川芎、薄荷、细辛、石膏，治鼻塞流涕、不闻香臭；得南星、半夏、黄柏、牡蛎，治鼻渊下如白脓。恶石脂，畏菖蒲、蒲黄、黄连、石膏。

沉香

辛、苦，微温。沉能下气而坠痰，怒则气上，能平肝下气。香能理气而调中。东垣曰：上至天，下至泉。能降能升，用为使最相宜。入右肾命门，暖精壮阳。行气不伤气，温中不助火。治心腹疼痛，噤口毒痢，癥癖邪恶，冷风麻痹，气痢气淋。

色黑沉水者良。香甜者性平，辛辣者热。入汤剂，磨汁用；入丸散，纸裹置怀中，待燥碾之。得木香，治胞转不通；得肉苁蓉，治大肠虚闭。忌火。鹧鸪斑者名黄沉；如牛角黑者名角沉；咀之软，削之卷者名黄蜡沉，难得。浮者名栈香，半沉者名煎香。鸡骨香虽沉而心空，并不堪用。

丁香

辛，温。入手太阴、足少阴、阳明经。泄肺温胃，大能疗肾，壮阳事，暖阴户。治胃冷壅胀，呕哕呃忒，呃逆有痰阻、气滞、食塞，不得升降者；有火郁下焦者；有伤寒汗吐下后，中气大虚者；有阳明内热失下者；有痢疾大下，胃虚而阴火上冲者。丹溪曰：人之阴气，依胃为养，土伤则木挟相火，直冲清道而上作咳逆。古人以为胃寒，用丁香、柿蒂，不能清痰利气，惟助火而已。时珍曰：当视虚实阴阳，或泄热，或降气，或温或补，或吐或下可也。古方单用柿蒂，取其苦温降气。《济生》加丁香、生姜，取其开郁散痰。盖从治之法，亦常有收效者矣。朱氏但执以寒治热，矫枉之过矣。痃癖奔豚，腹痛口臭，丹溪曰：脾有郁火，溢入肺中，浊气上行，发为口气。治以丁香，是扬汤止沸耳。惟香薷甚捷。脑疳齿𧏾，痘疮胃虚、灰白不发。热症忌用。

有雌雄二种。雌即鸡舌香，力大。若用雄，去丁盖乳子。得甘蔗、生姜，治朝食暮吐；得五味子，治奔豚。畏郁金、火。

檀香

辛，温。调脾肺，利胸膈，去邪恶，能引胃气上升，进饮食，为理气要药。又紫檀咸寒，血分之药。和荣气，消肿毒，傅金创，止血定痛。

降真香

辛，温。辟恶气怪异，疗伤折金疮，止血定痛，消肿生肌。一人被刃伤，血出不止，敷花蕊石散不效。用紫金藤散掩之，血止痛定，明日结痂无瘢。紫金藤，即降真香之最佳者也。

乌药

辛，温。上入脾肺，下通肾经，能疏胸腹邪逆之气，一切病之属气者皆可治。气顺则风散，故用以治中气、中风，厥逆、痰壅、口噤、脉伏，身温为中风，身冷为中气。又有痰为中风，无痰为中气。《局方》治此，亦用乌药顺气散。许学士云：暴怒伤阴，暴喜伤阳。忧愁不已，气多厥逆，往往得中气之症，不可作中风治。及膀胱冷气，小便频数，反胃吐食，宿食不消，泻痢霍乱。女人血凝气滞，小儿蚘蛔，外如疮疖疥疠，皆成于血逆，理气亦可治之。疗猫、犬百病。气虚、气热者禁用。时珍曰：四磨汤治七情郁结上气喘急者，降中兼收，泻中兼补也。方用人参、乌药、沉香、槟榔，各浓磨汁七分合煎。缩泉丸，用同益智，等分为丸，治虚寒便数者，取其通阳明少阴也。

根有车毂纹，形如连珠者良。酒浸一宿用。亦有煅研用者。

枫香脂即白胶香。

辛、苦，平。活血解毒，止痛生肌。治吐衄咯血，齿痛风疹，痈疽金疮。外科要药。

色白微黄，能乱乳香，功颇相近。

乳香一名薰陆香。

苦、辛，温。能去风伸筋，筋不伸者，敷药加用。活血调气。托里护心，香彻疮孔，能使毒气外出，不致内攻。生肌止痛。治心腹诸痛，口噤耳聋，痈疽疮肿，产难折伤。皆取其活血止痛。亦治癫狂。以能去风散瘀。《灵苑》辰砂散，辰砂一两，乳香、枣仁各五钱，酒下，恣饮沉醉，听睡一二日勿动，惊醒则不可治。《本事》加人参一两，名宁志膏。

出诸番，如乳头明透者良。市人多以枫香伪之。性粘难研，水飞过，用钵坐热水中研之，或用灯心同研则易细。

没药

苦，平。《经疏》云：应兼辛。散结气，通滞血，消肿定痛，宗奭曰：血滞则气壅，气壅则经络满急，故肿且痛。补心胆虚，肝血不足。推陈致新，能生好血。治金疮杖疮，血肉受伤，故瘀而发热作痛。恶疮痔漏，翳晕目赤，肝经血热。产后血气痛，破癥堕胎。乳香活血，没药散血，皆能消肿止痛生肌，故每兼用。疮疽已溃者忌服，脓多者勿敷。

出南番。色赤、类琥珀者良。修治同乳香。

血竭

甘，咸。补心包、肝血不足，专除血痛，散瘀生新，为和血之圣药。治内伤血聚，金疮折跌，疮口不合，止痛生肌。性急，不可多使。引脓。血竭单入血分，乳香、没药兼入气分，皆木脂也。

出南番。色赤，以染透指甲者为真。假者是海母血，味大咸，有腥气。单碾用。同众药捣，则化作尘飞。

苏合香

甘，温。通窍开郁，辟一切不正之气。

出诸番。合众香之汁煎成。以箸挑起，悬丝不断者真。

冰片一名龙脑香。

辛，温。善走能散。先入肺，传于心脾而透骨，通诸窍，散郁火。治惊痫痰迷，东垣曰：风病在骨髓者宜之。若在血脉肌肉，反能引风入骨，如油入面。目赤肤翳，乳调，日点数次。

节斋①曰：冰片大辛热，用之点眼，取其拔出火邪。盖火郁发之，从治法也。世人误以为寒，而常用之，遂致积热害目。故云眼不点不瞎者，此也。**耳聋鼻瘜**，鼻中瘜肉，点之自入，皆通窍之功。**喉痹舌出**，散火。**骨痛齿痛**，治骨。**痘陷**猪心血作引，酒或紫草汤服，引入心经能发之。**产难，三虫五痔**。王纶曰：世人误以为寒，不知辛散性甚，似乎凉耳。诸香皆属阳，岂有香之至者而反寒乎？

出南番，云是老杉脂。以白如冰、作梅花片者良。以杉木炭养之则不耗。今人多以樟脑升打乱之。

樟脑

辛，热。能于水中发火。置水中，焰益炽。**通关利滞，除湿杀虫，置鞋中去脚气**。《集要》云：和乌头为末，醋丸弹子大，置足心，微火烘之，汗出为效。**熏衣箧，辟蛀虫**。

以樟木切片，浸水煎成。升打得法，能乱冰片。

阿魏

辛，平。一云温。**入脾胃。消肉积，杀细虫，去臭气**。谚云：黄芩无假，阿魏无真。刘纯云：阿魏无真却有真，臭而止臭是为珍。**解蕈菜、自死牛马肉毒。治心腹冷痛、疟痢**，疟痢多由积滞而起。**传尸瘠劳疰蛊**。

出西番。木脂熬成，极臭。试取少许，安铜器一宿，沾处白如银、汞者真。人多以胡蒜白赝之。**用钵研细，热酒**

① 节斋：王纶。明代医学家，字汝言，号节斋，慈溪（今属浙江）人。著《本草集要》《名医杂著》等。

器上煏[1]过入药。得丹砂为丸，能截疟；得灵脂、黄狗胆，治噎膈痞积。

芦荟

苦，寒。清热杀虫，凉肝明目，镇心除烦。治小儿惊痫五疳，傅䘌齿湿癣。甘草末和傅。吹鼻杀脑疳，除鼻痒。小儿脾胃虚寒作泻者勿服。

状如黑糖味苦、色绿者真。得使君子，治小儿脾疳；得朱砂，治老人风秘。

胡桐泪

苦能杀虫，咸能入骨[2]软坚，大寒能除热。治咽喉热痛，磨扫取涎。齿䘌风疳，瘰疬结核。苏颂曰：古方稀用，今口齿家多用为要药。

出凉、肃。乃胡桐脂入土，得斥卤之气结成，如小石片，入药良。

木泪状如膏油。《日华》云：不中入药。

乔木部

黄檗俗作黄柏者，省写之谬。

苦，寒，微辛。入足少阴经，兼为足太阳引经药。泻

---

① 煏（hù 户）：用文火焖煮。清·褚人穫《坚瓠六集·田家乐》：“黄脚鸡，锅里煏；添些盐，用些醋。”

② 骨：《本草备要·木部》卷三“胡桐泪”条作“肾”。

膀胱相火，补肾水不足。坚肾润燥。肾苦燥，急食辛以润之；肾欲坚，急食苦以坚之。相火退而肾固，则无狂荡之患矣。**除湿清热。疗下焦虚，骨蒸劳热，**阴虚生内热。**诸痿瘫痪，**热胜则伤血。血不荣筋，则软①短而为拘；湿胜则伤筋，筋不束骨，则弛长而为痿。合苍术名二妙散，清热利湿，为治痿要药。或兼气虚、血虚、脾虚、肾虚、湿痰、死血之不一，当随症加治。元素曰：凡肾水不足，诸痿厥、腰膝无力，于黄耆汤中加用，使两足膝中气力涌出，痿软即便去也。乃瘫痪必用之药。**目赤耳鸣，**肾火。**消渴便闭，黄疸水肿，**长安王善夫病便闭，腹坚如石，腿裂出水，饮食不下。治满、利小便药，遍服不效。东垣曰：此奉养太过，膏粱积热，损伤肾水，致膀胱干涸，小便不化，火又逆上，而为呕哕。《难经》所谓关则不得小便，格则吐逆者。《内经》所谓无阴则阳无以化也。遂处以北方大苦寒之剂，黄柏、知母各一两，酒洗焙研，桂一钱为引，名滋肾丸，每服二百丸。少焉，前阴如刀刺火烧，溺出床下成流，肿胀遂消。**水泻热痢，痔血肠风，漏下赤白，**皆湿热为病。**诸疮痛痒，头疮**研末傅之。**口疮。**蜜炒，研，含。**杀虫安蛔。久服伤胃，尺脉弱者禁用。**若虚火上炎，服此苦寒之剂，有寒中之变。时珍曰：知母佐黄柏，滋阴降火，有金水相生之义。古云黄柏无知母，犹水母之无虾也。盖黄柏能制命门、膀胱阴中之火，知母能清肺金，滋肾水之化源。丹溪曰：君火者，人火也，心火也，可以水灭，可以直折，黄连之属，可以制之。相火者，天火也，龙雷之火也，阴火也，不可以水湿制之，当从其性而伏之，惟黄柏之属，可以降之。

---

① 软：原作“耎”，乃“耎”之形近致误，《本草备要·木部》卷三“黄檗”亦作“耎”。

川产、肉厚、色深者良。凡使檗皮，削中粗皮用。生用降实火，蜜炙则不伤胃，炒黑能止崩带。酒制治上，蜜制治中，盐制治下。炙末乳调，能涂冻疮。得细辛，泻膀胱火；得蛤粉，治赤浊白淫。恶干漆、伏硫磺。

根　名檀桓。苦，寒。治心腹百病，安魂魄。

厚朴

苦、辛，温。入足太阴、阳明经。苦能泻实满，辛温散湿满。好古曰：与枳实、大黄同用，则泻实满，所谓消痰下气是也；与橘皮、苍术同用，则除湿满，所谓温中益气是也。与解利药同用，则治伤寒头痛；与泻利药同用，则厚肠胃。大抵味苦性温，用苦则泻，用温则补也。平胃调中，佐苍术为平胃散，平湿土之太过，以致于中和。消痰化食，厚肠胃，行结水，破宿血，杀脏虫。治反胃呕逆，喘咳泻痢，冷痛霍乱。误服脱人元气，孕妇忌之。

榛树[①]皮也，肉厚紫润者良。去粗皮，姜汁炙，或醋炒用。干姜为使。得黄连，治滞下；得杏仁，能下气定喘。恶泽泻、硝石。忌豆，犯之动气。

杜仲

辛、甘，温。入肝经气分。润肝燥，补肝虚，兼能补肾。益精气，坚筋骨。肝充则筋健，肾充则骨强，能使筋骨相着。治腰膝痠痛，《经》曰：腰者肾之府，转移不能，肾将

① 榛树：此《名医别录》载厚朴之古名，与今桦木科榛并非一物。

惫矣；膝者筋之府，屈伸不能，筋将惫矣。一少年新娶，得脚软病，且痛甚，作脚气治，不效。孙琳曰：此肾虚也。用杜仲一两，半酒半水煎服，六日全①愈。腰痛不已者，属肾虚；痛有定处，属死血；往来走痛，属痰；腰冷身重，遇寒便发，属寒湿；或痛或止，属湿热，而其原多本于肾虚，以腰者肾之府也。**阴下湿痒，小便余沥，胎漏**怀孕沥血。**胎堕**。惯堕胎者，受孕一两月，用杜仲八两，糯米煎汤浸透，炒断丝，续断二两，酒浸，山药六两，为糊丸，或枣肉为丸，米饮下。二药大补肾气，托住胎元，则胎不堕。

出汉中。厚润者良。去粗皮剉，或酥炙、蜜炙，盐酒炒、姜汁炒，断丝用。得羊肾，治肾虚腰痛；得牡蛎，治虚汗；得补骨脂、青盐、枸杞，能壮肾阳。恶黑参。

椿樗白皮

苦，温。椿皮色赤而香，入血分而性涩；樗皮色白而臭，入气分而性利。**治湿热为病，泄泻久痢，崩带肠风，滑遗便数，有断下之功**。痢疾滞气未尽者，勿遽用。**去疳䘌，樗皮尤良**。时珍曰：凡血分受病不足者宜椿皮，气分受病有郁者宜樗皮。《乾坤生意》治疮肿下药，用樗皮水研，服汁取利，是其验矣。寇氏曰：一妇年四十余，耽饮无度，多食鱼蟹，积毒在脏，日夜二三十泻，便与脓血杂下，大肠连肛门甚痛。用止血痢药不效，用肠风药益甚，盖肠风有血无脓也。服热药，腹愈痛，血愈下；服冷药，注泻食减；服温平药，则若不知，年余待毙。或教服人参散，樗皮、人参各一两为末，空心温酒或米饮下二钱，遂愈。

---

① 全：通“痊”，病愈。《周礼·天官·医师》：“岁终，则稽其医事，以制其食，十全为上，十失一次之。”汉·郑玄注：“全，犹愈也。”

椿，肌实而赤嫩，其苗可茹；樗，肌虚而白，主治略同。根东引者良。去粗皮，或醋炙、蜜炙用。椿皮得诃黎勒、母丁香，醋糊，治休息痢；得干姜、白芍、黄柏，治湿热白带；得苍术、枳壳，治脾毒肠风。

漆

辛，温，有毒。行血杀虫，削年深坚结积滞，丹溪曰：漆性急而飞补，用之中节，积滞去后，补性内行，人不知也。破日久凝结瘀血，能化瘀血为水。续筋骨绝伤，损伤必有瘀血停滞。治传尸劳瘵，瘕疝蛔虫。

炒令烟尽入药，或烧存性用。半夏为使。得柏子仁、山萸、枣仁，治劳伤。畏川椒、畏漆者，嚼蜀椒涂口鼻则可免。紫苏、鸡子、蟹。漆得蟹而成水。生漆疮者，蟹汤浴之，或杉木汤、紫苏汤浴之，皆良。

梓白皮

苦，寒。治时行热毒，小儿壮热，一切疮疥、皮肤瘙痒。煎汤洗。

梓有三种，理白者为梓，入药用。得连翘、赤小豆，治温热发黄。

叶饲猪，肥大三倍且易养。出李当之《本草》及《博物志》。

海桐皮

苦，温。入血分。祛风，去湿，杀虫，能行经络达病所。治风蹶[1]顽痹，腰膝疼痛，《传信方》：肾脏风毒攻刺腰膝，痛不可忍，用海桐、薏苡各二两，牛膝、芎䓖、羌活、地骨皮、五加皮各一两，甘草五钱，生地十两，酒二斗浸。此方不得增减，早、中、晚饮，常令醺醺。疳䘌疥癣，目赤煎洗。牙虫。煎服，或含漱。

出岭南。皮白坚韧，作索不烂。

苦楝子一名金铃子

苦，寒，有小毒。能入肝舒筋，能导小肠、膀胱之热，因引心包相火下行，通利小便。为疝气要药。亦治伤寒热狂、热厥，腹痛心痛。杀三虫，疗疡疥。《夷坚志》：消渴症有虫耗其津液者，取根皮浓煎，加少麝服，下其虫而渴自止。脾胃虚寒者忌之。

川产良。酒蒸，寒因热用。去皮取肉，去核用。用核则槌碎，浆水煮一伏时，去肉用。茴香为使。得延胡索，治热厥心痛；得吴茱萸，治气痛囊肿；得补骨脂、小茴香、食盐，治偏坠。

槐实即槐角子

苦，寒。入足厥阴经气分。疏风热，润肝燥，凉大肠。治烦闷风眩，痔血肠风，粪前有血名外痔，粪后有血名内痔，谷道努肉名举痔，头上有孔名痔瘘，疮内有虫名虫痔。大法用槐角、地榆、生地凉血，芩、连、栀、柏清热，防风、秦艽祛风湿，

① 蹶：僵仆、跌倒。《说文·足部》："蹶，僵也。"

芎、归、人参和血生血，枳壳宽肠，升麻升提。治肠风略同，不宜专用寒凉，须兼补剂收功。阴疮湿痒。明目止泪，清肝，泪为肝热。固齿乌髭，十月上巳采，渍牛胆中，阴干百日。食后吞一枚，明目补脑，发白还黑，肠风痔血，尤宜服之。杀虫根、皮皆能洗痔。堕胎，大热难产。

去单子及五子者，铜锤槌碎，牛乳拌蒸。槐乃虚星之精。得苦参，治内外痔。

槐花　苦，平。入肝、大肠血分而凉血。血凉则阴自足。治风热目赤，赤白泄痢，五痔肠风，吐崩诸血。舌上无故出血如线者，名舌衄，炒研掺之。陈者良。得荆芥穗，治大便血；得郁金，治小便血；得山栀，治酒毒下血；得条芩，治血崩；得牡蛎，治白带。

秦皮

苦，微寒。时珍曰：性涩。入足厥阴、少阳经。补肝益肾。治男子少精，苦坚肾，能益精有子也。小儿惊痫、身热，作汤浴。两目赤肿疼痛，风泪不止，翳膜遮睛，煎水澄清，洗甚效。崩带下痢。取其收涩也。

出西土。皮有白点、渍水碧色、书纸不脱者真。大戟为使。得黄连、阿胶、白头翁，治产后下痢。恶吴茱萸。

皂角

辛、咸，温，有小毒。入手太阴、阳明、足厥阴经气分。搜风泄热，吹之导之，则通上下关窍而涌吐痰涎，搐鼻立作喷嚏。治中风口噤，胸痹喉痹。凡中风不省人事，口噤不能进药，急提头发，手掐人中，用皂角末或半夏末吹入鼻中，有嚏者生，无嚏者为肺气已绝，死。或用稀涎散吐之，皂角末一两，白矾五钱，每用一钱，温水调灌。或加藜芦、少麝，鹅翎探喉，令微吐稀涎，再用药治。年老气虚人勿用。服之则除湿去垢，最去油腻，刮人肠胃。消痰破坚，取中段，汤泡服，治老人风秘。杀虫下胎。治风湿风癞，痰喘肿满，坚癥囊结。厥阴肝脉络阴器。寒客肝经，则为囊结。涂之则散肿消毒，煎膏贴一切痹痛。合苍术焚之，辟瘟疫湿气。

一种小如猪牙，一种长而枯燥，一种肥厚多脂。多脂者良。去粗皮、子弦，或蜜炙、酥炙，绞汁烧灰用。柏实为使，恶麦冬，畏空青、人参、苦参。性能消铁。不结荚者，凿树一孔，入生铁泥封之，即结荚。人以铁器槌碾，久则成孔。铁锅爨之，多爆片落。

皂角刺　辛，温。搜风杀虫，功同皂荚。但其性锋锐，能直达患处，溃散痈疽。治痈肿妒乳，风疠恶疮，疠乃营气热胕，风寒客于脉而不去。《经》曰：脉风成为疠。脉与营皆血也。蒸晒为末，大黄汤调下。胎衣不下。痈疽已溃者禁用，孕妇忌之。

皂角子　通大便燥结。煅存性用。汪机曰：其性得湿则滑。时珍曰：亦辛以润之之义，非得湿则滑也。

肥皂荚

辛，温。除风湿，去垢腻。故澡身、盥面用之。疗无名肿毒有奇功。不拘奇疡恶毒，用生肥皂去子、弦及筋，捣烂，酽醋和敷，立愈。不愈再敷，奇验。《集成》云：生肥皂火煅存性，生油、腻粉调，傅诸恶疮。

没石子

苦，温，入肾。涩精固气，收阴汗，乌髭发。治赤白痢肠滑。

颗小纹细者佳。炒研用，虫食成孔者拣去。忌铜铁器。

诃子

苦，温，酸涩。消痰下气，开胃调中。治冷气腹胀，膈气呕逆，泄痢脱肛，肠风崩带，皆取其酸涩。开音止渴。古方有诃子清音汤。然苦多酸少，虽涩肠而泄气，气虚及嗽痢初起者忌服。

从番舶来，番名诃黎勒，岭南亦有。六棱黑色，肉厚者良。酒蒸一伏时，去皮[1]取肉用，用肉则去核。生用清金行气，煨熟温胃固肠。得人参，治肺虚寒嗽；得陈皮、砂仁，治冷气腹胀；得蛇床、五味、山茱、续断、杜仲，治虚寒带下；得肉果，治水泻下利。佐白术、莲子治虚寒久泻，佐樗皮治肠澼便血。

榆白皮

甘，平，滑利。入手足太阳、手阳明经。行经脉，利

① 去皮：《本草备要·木部》卷三“诃子”条为“去核”。

诸窍，通二便，渗湿热，滑胎产，或胎死腹中，服汁可下。下有形留着之物。治五淋肿满，《备急方》捣屑作粥食，小便利差。喘嗽不眠，嵇康《养生论》：榆令人瞑。疔疥癣秃疮，消赤肿妒乳。乳痈汁不出，内结成肿，名妒乳。和陈醋滓调，日六七易，效。《十剂》曰：滑可去着，冬葵子、榆白皮之属是也。

有赤白二种。去粗皮，取白用。采皮为面，荒年当粮可食。香剂以之调和，黏滑胜于胶漆。

芜荑

辛散满，苦杀虫，温燥湿、化食。诸虫皆因湿而生，气食皆因寒而滞。祛五脏、皮肤、肢节风湿，心腹积冷，癥痛鳖瘕，《直指方》云：嗜酒人，血入于酒为酒鳖；多气人，血入于气为气鳖；虚劳人，败血杂痰为血鳖。如虫之行，上侵人咽，下蚀人肛，或附胁背，或隐胸腹。惟用芜荑炒，兼暖胃理气益血之药，乃可杀之。痔瘘疮癣，小儿惊疳冷痢，得诃子、豆蔻良。胃中有虫，食即作痛。和面炒黄为末，米饮下。

形类榆荚。陈久气膻者良。

苏木

甘、咸、辛，凉。入三阴血分。行血去瘀，发散表里风气。宜与防风同用。治产后血晕，《肘后方》：煮汁服。《海药》① 方：加乳香，酒服。胀满欲死，血痛血瘕，经闭气壅，痈肿扑伤，排脓止痛。多破血，少和血。

---

① 海药：《本草备要·木部》卷三“苏木”条为“海藏方”。

忌铁。

棕榈

苦能泄热，涩可收脱，烧黑能止血。红见黑则止，不可烧过。棕榈、侧柏、卷柏烧存性，饭丸，止远年下血。亦可煎服。治吐衄下痢，崩带肠风。失血过多者，初起未可遽用。

年久败棕尤良。与发灰同用更良。

乌臼[①]木

苦，凉。利水通肠，功胜大戟。疗疔肿，解砒毒。极能泻下。凡患肿毒、中砒毒者，不拘根、皮、枝、叶，捣汁多饮，得大利即愈，虚人忌用。

子　可作烛。臼油烛抽去芯，导大便秘结，效。

巴豆

辛，热，有大毒。时珍曰：生猛熟缓。能吐能下，能止能行，可升可降药也。开窍宣滞，去脏腑沉寒，为斩关夺门之将。破痰癖血瘕，气痞食积，生冷硬物所伤，大腹水肿，泻痢惊痫，口㖞耳聋，牙痛喉痹。缠喉急痹，缓治则死。用解毒丸：雄黄一两，郁金一钱，巴豆十四粒，去皮油为丸。每服五分，津咽下。雄黄破结气，郁金散恶血，巴豆下稠涎，然系厉②剂，不可轻用。或以研烂巴豆，绵纸包压，取油作捻点灯，吹灭熏鼻中；或用热烟刺

---

① 臼：木名，乌桕。《农政全书·种植·木部》："臼不须种，野生者甚多，若收子即佳种。"

② 厉：通"疬"，瘟疫，恶气。《素问·六元正纪大论》："厉大至，民善暴死。"

入喉内，或捣巴豆，绵裹，随左右纳鼻中，吐出恶涎紫血即宽。鼻虽少生疮，无碍。**又能解毒、杀虫，疗疮疡蛇蝎诸毒。峻用大可劫病，微用亦可和中。通经烂胎。**巴豆禀火烈之气，烂人肌肉。试以少许擦皮肤，即发一泡，况肠胃耶？不可轻用。好古曰：去心、皮膜、油，生用，为急治水谷道路之剂；炒去烟，令紫黑用，为缓治消坚磨积之剂。可以通肠，可以止泻，世所不知也。时珍曰：一妇年六十余，溏泄五载，犯生冷、油腻、肉食即作痛，服升、涩药，泻反甚，脉沉而滑。此乃脾胃久伤，积冷凝滞，法当以热下之。用蜡匮巴豆丸五十粒，服二日，不利而愈。自是每用治泄痢，愈者近百人。

一名刚子。雷敩曰：紧小色黄者为巴，三棱色黑者为豆，小而两头尖者为刚子。刚子杀人。时珍曰：此说殊乖。盖紧小者为雌，有棱及两头尖者是雄，雄者更峻耳。用之得宜，皆有功力。不去膜则伤胃，不去心则作呕。**或用壳、用仁、用油，生用、炒用，醋煮，烧存性用。研去油，名巴豆霜。芫花为使，畏大黄、黄连、凉水。**中其毒者，以此解之。或黑豆、绿豆汁亦佳。大黄、巴豆同为峻下之剂。但大黄性寒，腑病多热者宜之；巴豆性热，脏病多寒者宜之。故仲景治伤寒传里多热者，多用大黄；东垣治五积属脏者，多用巴豆。与大黄同服，反不泻人。

油能出恶涎恶血。治中风中恶，痰厥气厥，喉痹不通，一切急病。

大风子

辛，热，有毒。取油治疮癣疥癞，有杀虫劫毒之功。丹溪曰：粗工治大风病，佐以大风油，殊不知此物性热，有燥痰之功而伤血，至有病将愈而先失明者。

出南番。子中有仁，白色，久则油黄不可用。入丸药，压去油。

赤柽柳一名西河柳，又名观音柳。

甘、咸，温。治痧疹热毒不能出外者，用为发散之神药。煎汤熨之。诸痛痒疮疡，皆属心火。热毒炽于肺胃，则发斑疹于肌肉。以肺主皮毛，胃主肌肉也。此药正入心、肺、胃三经，三经毒解，则邪透肌肤，而内热自消矣。

小干弱枝，状若丝缕。

水杨柳

苦，平。痘疮顶陷，浆滞不起者，用枝煎汤浴之。魏直《博爱心鉴》云：痘疮数日陷顶，浆滞不行，或风寒所阻者，宜用水杨枝叶，无叶用枝五斤，流水一大釜，煎汤温浴之。如冷添汤，良久照见累起有晕丝者，浆行也。如不满，再浴之。力弱者，只洗头、面、手、足。如屡浴不起者，气血败矣，不可再浴。始出及痒塌者，皆不可浴。痘不行浆，乃气涩血滞，腠理固密，或风寒外阻而然。浴令暖气透达，和畅郁蒸，气血通彻，每随暖气而发，行浆贯满，功非浅也。若内服助气血药，藉此升之，其效更速，风寒亦不得而阻之矣。直见一妪在村中用此有验，叩得其方，行之百发百中。慎勿易之，诚有燮理之妙也。盖黄钟一动而蛰虫启户，东风一吹而坚冰解腹，同一春也。群书皆无此法，故详著之。

灌木部

桑根白皮

甘、辛，寒。入手太阴经。泻肺火，罗谦甫曰：是泻肺中火邪，非泻肺气也。火与元气不两立，火去则气得安矣，故《本经》又云益气。东垣曰：甘固元气之不足而补虚，辛泻肺气之有余而止嗽。钱乙泻白散：桑皮、地骨各一两，甘草五钱，每服二钱，入粳米百粒煎。时珍曰：桑皮、地骨皆能泻火从小便出，甘草泻火缓中，粳米清肺养血，乃泻肺诸方之准绳。利二便，散瘀血，下气行水，止嗽清痰。肺中有水，则生痰而作嗽。除水气正所以泻火邪，实则泻其子也。火退气宁，则补益在其中矣。《十剂》曰：燥可去湿，桑白皮、赤小豆之属是也。治肺热喘满，唾血热渴，水肿胪胀。肺气虚及风寒作嗽者慎用。为线可缝金疮。

刮去外皮，取白用。如恐其泻气，用蜜炙之。续断、桂心为使。得茯苓，利水。忌铁。

桑枝　利关节，养津液，行水，《录验方》：枝皮细剉，酿酒服良。祛风。桑枝一升，细剉炒香，水三升，熬至二升，一日服尽，名桑枝煎。治风气脚气口渴。其火拔引毒气，祛风寒湿痹。凡痈疽不起，瘀肉不腐，瘰疬、流注、臁顽恶疮不愈，用桑木片扎成小把，燃火，吹息，炙患处，内服补托药良。煎补药，熬诸膏，宜用桑柴，内亦宜桑枝搅。

桑椹　甘，凉。入肾补水。利五脏关节，安魂镇神，聪耳明目，生津止渴，炼膏，治服金石药热渴。利水消肿，解酒乌髭。日干为末，蜜丸良。取极熟者，滤汁熬膏，入蜜炼稠，点汤和酒并炒①。入烧酒经年愈佳。每日汤点服，亦治瘰疬，名文武膏。以椹名文武实也。

桑叶　甘，寒。入手、足阳明经。凉血刀斧伤者，为末干贴之妙。燥湿，去风明目。采经霜者，煎汤洗眼，去风泪。洗手足，去风痹。桑叶、黑脂麻等分，蜜丸，名扶桑丸。除湿去风，乌须明目。以五月五日、六月六日、立冬日采者佳。末服止盗汗。一僧就枕，汗出遍身，比旦，衣被皆透，二十年不能疗。监寺教采带露桑叶，焙干为末，空心末②饮下二钱，数日而愈。代茶止消渴。得麦冬，治劳热；得生地、阿胶、石膏、枇杷叶，治肺燥咳血。

柘根白皮

甘，温。治耳聋耳鸣，劳损虚羸，腰肾冷。

楮实

甘，寒。助阳气，起阴痿，补虚劳，壮筋骨，明目充肌。时珍曰：《别录》《日华》皆云大补益。而《修真秘书》又云久服令人骨痿，《济生秘览》治骨鲠用楮实煎汤，岂非软骨之征乎？

取子浸去浮者，酒蒸用。

皮　善行水。治水肿气满。

枳实、枳壳

辛、苦，平。力皆能破气。气行则痰行喘止，痞胀

① 炒：《本草备要·木部》卷三“桑白皮”条作“妙”。
② 末：《本草备要·木部》卷三“桑白皮”条作“米”。

消，脾无积血，心下不痞；浊气在上，则生䐜胀。东垣曰：枳实治下而主血，枳壳治上而主气。痛刺息，后重除。治胸痹结胸，食积五膈，痰癖癥结，呕逆咳嗽，水肿胁胀，肝郁。泻痢淋闭，痔肿肠风。除风去痹，辛散风。开胃健脾。所主略同，但枳实利胸膈，枳壳宽肠胃；枳实力猛，大、小承气汤皆用之。丹溪曰：枳实泻痰，能冲墙倒壁。枳壳力缓为少异。孕妇及气虚人忌用。《本草》壳、实皆云明目，故目疾方中多用之。破浊气即能升清气。《经》言枳实益气亦同此理。好古曰：枳实佐以参、术、干姜则益气，佐以硝、黄、牵牛则破气。此《本经》所以言益气，而复言消痞也。元素曰：枳壳泄肺、走大肠，多用损胸中至高之气。昔湖阳公主难产，方士进瘦胎饮，用枳壳四两，甘草二两，五月后日服一钱。洁古改以枳、术，名束胎丸。寇氏明其不然。盖孕妇全赖血气以养胎，血气充实，胎乃易生。彼公主奉养太过，气实有余，故可服之。若概施则误矣。时珍曰：八九月胎，气盛壅滞，用枳壳、苏梗以顺气。胎前无滞，则产后无虚也。气弱者，大非所宜矣。

皮厚而小为枳实，壳薄虚大为枳壳。陈者良。麸炒用。时珍曰：壳、实上世未分，魏晋始分用。洁古、东垣始分壳治上，实治下。海藏始分壳主气、实主血。然仲景治上焦胸痹、痞满用枳实，诸方治下血、痢、痔、肠秘后重用枳壳，则实不独治下，而壳不独治高也。盖自飞门至魄门，皆肺主之。三焦相通，一气而已。飞门，口也。魄门，即肛门。

栀子

苦，寒。泻心肺、三焦之火，清胃脘血，解热郁，行结气。治热厥心痛，丹溪曰：栀子泻三焦之火及痞块中火邪，最清胃脘之血。其性屈曲下行，能降火从小便中出。凡治心痛，当辨新久。若初起因寒因食，宜从温散；久则郁而成热，若用温剂反助火邪，故古方多用栀子以导热药，则邪易伏而病易退。此病虽日久，不食不死，若痛止恣食，病必再发也。心烦懊憹不眠，好古曰：烦者气也，燥者血也。气主肺，燥主血。故仲景栀子豉汤，用栀子治肺烦，香豉治肾燥。亦用作吐药，以邪在上焦，吐之则邪散，《经》所谓“其高者，因而越之”也。吐衄血痢，五黄古方多用栀子、茵陈。五淋，口渴目赤，紫癜白癞，皰皶疮疡。皮膝，肺所主故也。

生用泻火，炒黑止血，姜汁炒止烦呕。内热用仁，表热用皮。得滑石，治血淋、溺闭；得川乌，治冷热腹痛。

酸枣仁

甘、酸而润。凡仁皆润。专补肝胆，兼入心经。炒熟味香，亦能醒脾。故归脾汤用之。助阴气，坚筋骨，除烦止渴，敛阴生津。敛汗，《经疏》云：凡服固表药而汗①不止者，用枣仁炒研，同生地、白芍、五味、麦冬、竹叶、龙眼肉，煎服多效。汗为心液故也。宁心。心君易动，皆由胆怯所致。《经》曰：凡十一官皆取决于胆也。疗胆虚不眠，温胆汤中或加用之。《经》曰：卧则血归于肝，肝虚则胆亦虚。肝不藏魂，故不寐；血不归脾，卧亦不安。《金匮》治虚劳虚烦不眠，用酸枣仁汤。酸痹久泻。酸收涩，香舒脾。生用酸平，疗胆热好眠。

炒，研用。得人参、茯苓，治盗汗；得辰砂、乳香，

① 汗：原作“汁”，据《本草备要·木部》卷三“酸枣仁”条改。

治胆虚不寐。恶防己。

蕤仁亦名白桵。

甘，温。《别录》：微寒。消风散热，益水明目。凡目病在表，当疏风清热；在里属肾虚、血少、神劳，宜补肾养血安神。远视为肾水亏，近视为火不足。治目赤肿痛，眦烂泪出。亦治心腹邪热，结气痰痞。今人惟用疗眼。藏器曰：生治足睡，熟治不眠。

丛生有刺，实如五味，圆扁有纹，紫赤可食。取仁浸去皮尖，研用。

山茱萸

辛，温，酸涩。入足厥阴、少阴经气分。补肾温肝，兴阳道，坚阴茎，添精髓，暖腰膝，安五脏，通九窍，《经疏》云：精气充则九窍通利。缩小便，破癥结。治脑骨痛，逐寒湿痹。疗鼻塞目黄，肝虚邪客，则目黄。耳鸣耳聋。肾虚则耳鸣耳聋，皆固精通窍之功。好古曰：滑则气脱，涩剂所以收之。仲景八味丸用之为君，其性味可知矣。士材曰：酸属东方，而功多在北方者，乙癸同源也。

去核用，核能滑精。蓼实为之使。得熟地，补肾气；得五味，摄精气。恶桔梗、防风、防己。

金樱子

酸、涩，平。入手、足太阴，足少阴经。固精秘气。治梦泄遗精，泄痢便数。丹溪曰：经络隧道，以通畅为平和，而昧者取涩性为快，熬煎食之，自作不靖，咎将谁执？时珍曰：无故而食以恣欲则不可，若精气不固者，服之何害？

似榴而小，黄赤有刺。取半黄者，熟则纯甘。去刺核用。熬膏亦良。得芡实，能固精；得缩砂，能益精。

郁李仁

酸，平。甄权、元素：苦，辛。时珍曰：甘苦而润，其性降。入脾经气分。下气行水，破血润燥。治水肿癃急，大肠气滞，关格不通。用酒能入胆，治悸、目张不眠。一妇因大恐而病，愈后目张不瞑。钱乙曰：目系内连肝胆，恐则气结，胆横不下，郁李润能散结，随酒入胆，结去胆下，而目瞑矣。然治标之剂，多服渗人津液。

去皮、尖，蜜浸研。

女贞子

甘，平。益肝肾，安五脏，强腰膝，明耳目，乌髭发，补风虚，除百病。女贞酒蒸，晒干，二十两，桑椹干十两，旱莲草十两，蜜丸，治虚损百病。如四月即捣桑椹汁，七月即捣旱莲汁，和药，不必用蜜。时珍曰：女贞，上品妙药，古方罕用，何哉？

女贞、冬青，《本草》作二种，实一物也。冬至采佳。酒蒸用。近人放蜡虫于此树。

卫矛一名鬼箭羽。

苦，寒。时珍：酸涩。破陈血，通经落胎，杀虫祛祟。

干有三羽，叶似野茶。酥炙用。

五加皮

辛、苦，温。入足厥阴、少阴经。顺气化痰，坚骨益精，祛风胜湿。逐肌肤之瘀血，疗筋骨之拘挛。治五缓虚羸，五脏筋脉缓纵。《千金方》补云：五月五日采茎，七月七日采叶，九月九日采根，合为末，治五劳。男子阴痿囊湿，女子阴痒，湿生虫。小儿脚弱，明目愈疮。酿酒饮，治风痹，四肢挛急。王纶曰：风病饮酒，能生痰火，惟五加浸酒益人。

茎青，节白，花赤，皮黄，根黑。芬香五叶者佳。远志为使。得地骨皮，治虚劳；得丹皮、当归，治妇人血风。恶玄参。

地骨皮

甘，寒。降肺中伏火，泻肝肾虚热，能凉血而补正气。故内治五内邪热，吐血尿血，捣鲜汁服。咳嗽消渴，清肺。外治肌热虚汗，上除头风痛，能除风者，肝肾同治也。肝有热则自生风，与外感之风不同，热退则风自息。中平胸胁痛，清肝。下利大小肠。疗在表无定之风邪，传尸有汗之骨蒸。东垣曰：地为阴，骨为里，皮为表。地骨皮泻肾火，牡丹皮泻包络火，总治热在外、无汗而骨蒸；知母泻肾火，治热在内、有汗而骨蒸。四物汤加二皮，治妇人骨蒸。二允曰：能退内潮，人所知也；能退外潮，人实不知。病或风寒，散而未尽，作潮往来，非柴、葛所能治，用地骨皮走表又走里之药，消其浮游之邪，服之未有不愈者。时珍曰：枸杞、地骨，甘寒平补，使精气充足，而邪火自退。世人多用苦寒，以芩、连降上焦，知、柏降下焦，致伤元气。予尝以青蒿佐地骨退热，累有殊功。

甘草水浸一宿用。肠滑者忌枸杞子，中寒者忌地骨皮。掘鲜者同鲜小蓟煎浓汁，浸下疳甚效。得麦冬、小麦，治劳渴。

枸杞子

甘，平。润肺清肝，滋肾益气，生精助阳，补虚劳，强筋骨，肝主筋，肾主骨。去风明目，目为肝窍，瞳子属肾。利大小肠。治嗌干消渴。

甘州所产、红润少核者良。酒浸捣用。得杜仲、萆薢，治肾虚腰痛；得青盐、川椒，治肝虚目暗。

叶　名天精草，苦、甘而凉。清上焦心肺客热，代茶止消渴。时珍曰：皆三焦气分之药。

石南叶

辛散风，苦坚肾。补内伤阴衰，利筋骨皮毛，为治肾虚脚弱、风痹要药。妇人不可久服，令思男。时珍曰：今人绝不知用，盖为《药性论》有令人阴痿之说也。不知此药能令肾强，或藉此纵欲，以致痿弱，归咎于药，良可慨也！讱庵云：石南补阴祛风则有之，然味辛不热，不助相火，亦未闻邪淫方中用石南者。《别录》思男之说，殆不可信。

关中者佳。炙用。

荆沥

甘，平。除风热，化痰涎，开经络，行血气。治中风失音，惊痫痰迷，眩运烦闷，消渴热痢，为去风化痰妙药。气虚食少者忌之。《延年秘录》云：热多用竹沥，寒多用荆沥。丹溪曰：虚痰用竹沥，实痰用荆沥，并宜姜汁助送，则不凝滞。

牡荆俗名黄荆。截取尺余，架砖上，中间火炙，两头承取汁用。

蔓荆子

辛、苦，微寒。入足太阳、阳明、厥阴经。搜风凉血，通利九窍。治湿痹拘挛，头痛脑鸣，太阳脉络于脑。目赤齿痛，齿虽属肾，为骨之余。而上龈属足阳明，下龈属手阳明。阳明风热上攻，则动摇肿痛。头面风虚之症。明目固齿，长发泽肌。

去膜，打碎用。亦有酒蒸、炒用者。得皂荚、蒺藜，治皮痹不仁；得羌活、防风，治风热头痛。恶石膏、乌头。

木槿

苦，凉。活血润燥。治肠风泻血，痢后热渴。川产者治癣疮。癣疮有虫，用川槿皮、肥皂水浸，时时擦之，或浸汁，磨雄黄尤妙。

用根皮。

芙蓉花

辛，平。清肺凉血，散热止痛，消肿排脓。治一切痈疽肿毒有殊功。用芙蓉花、或叶、或皮、或根，生捣或干研末，蜜调涂四围，中间留头，干则频换。初起者即觉清凉，痛止肿消，已成者即脓出，已溃者即易敛。疡科秘其名为清凉膏、清露散、铁箍散，皆此物也。或加赤小豆末，或苍耳烧存性为末，加入亦妙。

山茶花

甘、微辛，寒。色赤，入血分。治吐衄肠风。麻油调末，涂汤火伤。

用红者为末，入童便、姜汁，或酒调服，可代郁金。

密蒙花

甘，微寒。入足厥阴经。润肝燥。治目中赤脉，青盲肤翳，赤肿眵泪，小儿疳气攻眼。

产蜀中。叶冬不凋。其花繁密蒙茸，故名。拣净，酒浸一宿，候干，蜜拌蒸，晒三次用。

南烛一名南天烛，即牛筋树，俗名乌叶。

苦，平。时珍曰：酸涩。止泄除睡，强筋益力。《千金·月令方》南烛煎：益髭发及容颜，兼补暖。三月三日采叶并蕊子，入瓶中，以童便浸满，固封，经一周年取开，每用一匙，温酒调服良。今四月八日，煮汁造青精饭是也。

寓木部

茯苓

甘温益脾助阳，淡渗利窍除湿。色白入肺泻热而下通膀胱，能通心气于肾，使热从小便出，然必其上行入肺，能清化源，而后能下降利水也。宁心益气，调营理卫，定魄安魂。营主血，卫主气，肺藏魄，肝藏魂。治忧恚惊悸，心肝不足。心下结痛，寒热烦满，口焦舌干，口为脾窍，舌为心苗。火下降则热除。咳逆肺火。呕哕，胃火。膈中痰水，脾虚。水肿淋沥，泄泻渗湿。遗精。益心肾。若虚寒遗溺泄精者，又当用温热之剂峻补其下。忌用茯苓淡渗之药。小便结者能通，多者能止。湿除则便自止。生津止渴，湿热去则津生。退热安胎。

松根灵气结成，以大块坚白者良。去皮，乳拌蒸。白者入肺、膀胱气分，赤者入心、小肠气分。时珍曰：白入气，赤入血。补心脾白胜，利湿热赤胜。得人参，能下气；得半夏，能涤饮。恶白敛，畏地榆、秦艽、龟甲、雄黄，忌醋。

皮　专能行水，治水肿肤胀。以皮行皮之义，五皮散用之。凡肿而烦渴，便秘溺赤，属阳水，宜五皮散、疏凿饮；不烦渴，大便溏，小便数，不赤涩，属阴水，宜实脾饮、流气饮。腰以上肿宜汗，腰以下肿宜利小便。

茯神　主治略同茯苓，但茯苓入脾肾之用多，茯神入心之用多。开心益智，安魂养神。疗风眩心虚，健忘多恚。

即茯苓抱根生者。去皮及中木用。得枣仁，能安神；得乳香、木瓜酒，治筋骨挛痛。

茯神心木，名黄松节。疗诸筋挛缩，偏风㖞斜，心掣健忘。心木一两，乳香一钱，石器炒研，名松节散。每服二钱，木瓜汤下，治一切筋挛疼痛。乳香能伸筋，木瓜能舒筋也。

琥珀

甘，平。入手少阴、足厥阴经血分。定魂魄，疗癫邪，从镇坠药则安心神。消瘀血，破癥瘕，生肌肉，合金疮。从辛温药则破血生肌。其味甘淡上行，能使肺气下降而通膀胱，《经》曰：饮食入胃，游溢精气，上输于脾，脾气散精，上归于肺，通调水道，下输膀胱。凡渗药皆上行而后下降。治五淋，利小便，燥脾土。又能明目磨翳。

松脂入土，年久结成。或云枫脂结成。以摩热拾芥者真。市人多煮鸡子及青鱼枕伪之，摩呵亦能拾芥，宜辨。用柏子仁末，入瓦锅同煮半日，捣末用。得大黄、鳖甲，治妇人腹内恶血；得麝香，治小便淋沥。

猪苓

苦泄滞，淡利窍，甘助阳。入膀胱、肾经。升而能降，开腠发汗，利便行水，与茯苓同而不补。治伤寒温疫大热，《经疏》曰：大热利小便，亦分消之意。懊憹消渴，肿胀淋浊，泻痢痎疟。疟多由暑，暑必兼湿。《经》曰：夏伤于暑，秋为痎疟。然耗津液，多服损肾昏目。肾水不足则目昏。仲景五苓散：猪苓、茯苓、泽泻、白术、桂，为治水之总剂。讱庵曰：膀胱者，州都之官，津液藏焉，气化则能出矣。用肉桂辛热引入膀胱，所以化其气也。除桂名四苓散。《资生经》曰：五苓散能生津液，亦通大便。曾世荣治惊风，亦用五苓散，曰：茯苓安心神，泽泻导小便，小肠利而心气平；木得桂而枯，能抑肝而风自止。可谓善用五苓散者矣。

多生枫树下。肉白而实者良。去皮用。

雷丸

苦，寒，有小毒。消积杀虫。杨勔得异疾，每发语，腹中有小声应之，久渐声大。有道士曰：此应声虫也，但读本草，取不应者治之。读至雷丸，不应，服之而愈。

竹之余气，得霹雳而生，故名。大小如栗，竹刀刮去黑皮，甘草水浸一宿，酒拌蒸，或炮用。厚朴、芫花为使，恶葛根。

桑寄生

苦坚肾，助筋骨，固齿长发；齿者，骨之余；发者，血之余。甘益血，主崩漏，下乳安胎。三症皆由血虚。外科散疮疡，追风湿。

他树多寄生，以桑上采者为真。杂树恐反有害。茎、叶并用，忌火。

松萝松上女萝。

苦、甘，平。平肝邪，去寒热。疗痰热温疟，可为吐药。《肘后方》治胸中有痰，头痛不欲食气壮者。用松萝、杜衡三两，瓜蒂三十枚，酒一升二合渍再宿。旦饮一合，取吐。不吐，晚再服一合。《千金方》治胸膈痰澼积热，断膈汤：用松萝、甘草各一两，恒山三两，瓜蒂二十一枚，水、酒各一升半，煮取一升。分三服，取吐。时珍曰：同瓜蒂诸药则能吐痰，非松萝能吐人也。

苞木部

淡竹叶

辛、淡、甘，寒。凉心缓脾，消痰止渴。除上焦风邪烦热，叶生竹上，故治上焦。仲景治伤寒发热大渴，有竹叶石膏汤，乃假其辛寒，以散阳明之邪热也。咳逆喘促，呕哕吐血，中风失音，小儿惊痫。

竹生一年以上者，嫩而有力。得橘皮，治上气发热；得小麦、石膏，治时行发黄。

竹茹

甘，微寒。开胃土之郁，清肺金之燥，凉血除热。治上焦烦热，皮入肺，主上焦，温胆汤用之。温气寒热，膈噎呕哕，胃热。吐血衄血，清肺凉胃。齿血不止，醋浸含之。肺痿惊痫，散肝火。崩中胎动。凉胎气。

二层竹皮也。得栝楼，治伤寒劳复；得参、苓、甘草、黄芩，治产后烦热。

竹沥

甘寒而滑。消风降火，润燥行痰，养血益阴，竹之有沥，犹人之有血也，故能补阴清火。利窍明目。治中风口噤，痰迷大热，风痉癫狂，烦闷《产乳方》：妊娠苦烦名子烦，竹沥不限多少，细服。《梅师》加茯苓煎。消渴，血虚自汗。然寒胃滑肠，有寒湿者勿服。《经疏》云：中风要药。凡中风未有不因阴虚火旺、痰热壅结所致。如果外来风邪，安得复用此寒滑之药治之哉！丹溪曰：痰在经络四支、皮里膜外者，非此不能达行。又曰：味甘性缓，能除阴虚之有大热者。寒而能补，胎后不碍虚，胎前不损子。世人因《本草》大寒二字，弃而不用。然人食笋至老，未有因寒而病者。沥即笋之液也，又假火而成，何寒如此之甚耶？《治法》云：竹沥和米煮粥，能治反胃。

竹类甚多：淡竹肉薄，节间有粉，多汁而甘，最良；

篁竹坚而节促，皮白如霜；苦竹本粗叶大，笋味苦。入药惟此三种，功用略同。竹茹即刮取青皮。竹沥如取荆沥法。姜汁为使。姜能除痰，且济其寒。

笋尖发痘疮。讱庵云：笋、蕨多食，皆能燥血，故笋有刮肠篦之名。惟同肉煮食，则无害也。

天竹黄

甘，微寒。凉心经，去风热，利窍豁痰，镇肝明目。功同竹沥，而性和缓，无寒滑之患。治大人中风不语，小儿客忤惊痫为尤宜。

出南海，大竹之津气结成。即竹内黄粉。片片如竹节者真。

服帛部

红锦

烧灰。主失血下血，血崩，金疮出血，小儿脐疮湿肿。

黄丝绢蚕吐黄丝所织，非染色也。

煮汁服，止消渴，产妇脬损，洗痘疮溃烂。烧灰，止血痢下血，吐血血崩。

新麻布

能逐瘀血。妇人血闭腹痛，产后血痛。以数重包白盐一合，煅研，温酒服之。

青布

解诸物毒。烧灰，傅恶疮经年不瘥者。

丝绵灰

治血崩不止。同妇人头发烧存性，百草霜等分，为末。每服三钱，温酒下。或加棕灰。

裈裆一名袴，又名犊鼻

时珍曰：裈亦作裩，亵衣也，以浑复为之，故曰裈。其当隐处者为裆，缝合者为袴，短者为犊鼻。犊鼻，穴名也，在膝下。

阴阳易病，烧灰服之。仲景治阴阳易病，身重少气，腹急引阴，膝胫拘急者，烧裩散主之。取裩中近隐处，烧灰，水调方寸匕，日三服，小便即利，阴头微肿则愈。男用女裩，女用男裩。

裹脚布

止腹痛泻痢。以布绕其腹。亦能回乳。用男子裹脚布勒住，经宿即止。

器物部

凿柄

治妊娠难产。烧灰，酒服。取其开凿孔窍也。又铳楔烧服，取其迅发之意也。

弓弩弦

治难产，胞不出，取弓弩弦缚腰，及烧弩牙纳酒中饮之。口鼻大衄不止。取折弓弦烧灰，同枯矾等分，吹之。时珍曰：弓弩弦催生，取其速离也；折弓弦止血，取其断绝也。

败蒲扇

烧灰，酒服。止盗汗，取扇动招风止汗之义。及妇人血崩，月水不断。

败蒲席

治坠仆恶血。取久卧者烧灰，酒服二钱。或同蒲黄、当归、赤芍、朴硝，煎汤调服。汗乃血液，沾濡日久，用以烧灰，同气相感之应也。

炊单布

汤火熏蒸，面目浮肿。烧末，敷之即消。《金匮》治坠马，一切筋骨伤损亦用之。

漆器

产后血晕。烧烟熏之。

败鼓皮

专治虫毒。烧作屑，水和服之。或酒服方寸匕。凡中蛊毒，或下血如鹅肝，或吐血，或心腹切痛如有物咬，不即治之，食人五脏即死。欲知是蛊与否，但令病人以唾吐水，沉者为是，浮者即非。用鼓皮者，取其形空，而声响达振也。

卷之六

虫部

蜂蜜

生性凉，清热；熟性温，补中。甘而和，故解毒。柔而滑，故润燥。甘缓可以去急，故止心腹、肌肉、疮疡诸痛。甘缓可以和中，故调营卫，通三焦，除众病，和百药，故丸药多用之。而与甘草同功。止嗽治痢，解毒润肠，最治痢疾，姜汁和服甚佳。明目悦颜。同薤白捣，涂汤火伤。煎炼成胶，通大便秘。乘热纳谷道中，名蜜煎导。然能滑肠，泄泻与中满者忌用。

以白如膏者良。汪颖曰：蜜以花为主。闽广蜜热，川蜜温，西蜜凉。安：宣州有黄连蜜，味小苦，点目热良。西京有梨花蜜，色白如脂。用银石器，每蜜一斤，入水四两，桑火慢熬，掠去浮沫，至滴水成珠用。忌葱、鲊、莴苣同食。葱蜜同食杀人。

黄蜡　甘，温。止痛生肌，疗下痢，蜜质柔性润，故滑肠胃；蜡质坚性涩，故止泻痢。《金匮》：同阿胶、黄连治痢下腹痛、面青肢冷，神效。《千金方》：同当归、阿胶、黄连、黄蘖、陈仓米治产后下痢。续绝伤。蜜、蜡皆蜂所酿成，而蜜味至甘，蜡味至淡。故今人言无味者，谓之嚼蜡。

露蜂房

甘，平，有毒。治惊痫瘛疭，附骨痈疽，根在脏腑。和蛇蜕、乱发，烧灰酒服。附骨疽不破，附骨成脓，故名。不知者误作贼风治。附骨疽痛处发热，四体乍热乍寒，小便赤、大便秘而无汗，泻热发散则消。贼风痛处不热，亦不发寒热，觉身冷，欲得热熨则小宽，时有汗，治宜风药。涂瘰疬成瘘，炙研，猪脂和涂。止风虫牙痛。煎水含漱。时珍曰：阳明药也，取其以毒攻毒，兼杀虫之功耳。傅小儿重舌，烧灰酒和傅舌下，日数次。起阴痿。烧灰傅阴上。

取悬于树、受风露者，炙用。治痈肿，醋调涂。洗疮，煎用。

白蜡

甘，温。生肌止血，郑赞寰曰：汪御章年十六，常患尿血，屡医不效。予以白蜡加入凉血滋肾药中，遂愈。定痛补虚，续筋接骨。外科要药。

五倍子

酸、咸，寒、涩。敛肺降火，生津化痰，止嗽止血，敛汗赞寰曰：焙研极细，以自己漱口水调敷脐上，治盗汗如神。解酒。疗消渴泄痢，疮癣五痔，下血脱肛，脓水湿烂，子肠坠下，散热毒，消目肿，煎水洗之。敛疮口。散热，疮口自敛。其色黑，能染须[1]。丹溪曰：倍子属金与水，噙之善收顽痰，解热

---

① 染须：《本草备要·鳞介鱼虫部》卷四“五倍子”条为“染发”。

毒。黄昏咳嗽，乃火浮肺中，不宜用凉药，宜五倍、五味，敛而降之。《医学纲目》云：王元珪虚而滑精，屡与加味四物汤，吞河间秘真丸及珍珠粉丸，不止。后用五倍子一两，茯苓二两，丸服，遂愈。此则倍子敛涩之功，敏于龙骨、蛤粉也。讱庵曰：凡用秘涩药，能通而后能秘。此方用茯苓倍于五倍，一泻一收，是以能尽其妙也。**嗽由外感，泻非虚脱者禁用。**

生盐肤木上，乃小虫食汁，遗种结球于叶间。故主治之症，与盐肤子叶同功。**壳，轻脆而中虚，可以染皂。或生，或炒用。**

桑螵蛸

甘，咸。入肝、肾、命门，益精气而固肾。治虚损阴痿，梦遗白浊，血崩腰痛，伤中疝瘕。肝肾不足。**通五淋，缩小便。**能通故能缩。肾与膀胱相表里，肾得所养，气化则能出，故能通；肾气既固，则水道安常，故又能止也。宗奭治便数，有桑螵蛸散：桑螵蛸、茯神、远志、菖蒲、人参、当归、龙骨、龟①甲醋炙，各一两，为末。卧时人参汤下二钱，能补心安神，亦治健忘。**炙饲小儿，止夜尿。**

螳螂卵也。桑树产者为好。房长寸许，有子如蛆。芒种后齐出，故仲夏螳螂生也。如用他树者，以桑皮佐之。桑皮善行水，能引达肾经。**炙黄，或醋煮、汤泡煨用。得龙骨，疗泄精。畏旋覆花。**螳螂能出箭镞。螳螂一个，巴豆半个，研傅伤处。微痒且忍，极痒乃撼拔之，以黄连贯众汤洗，石灰傅之。《杨氏方》用蜣螂，

① 龟：《本草备要·鳞介鱼虫部》卷四“桑螵蛸”条为“鳖”。

镞出后，傅生肌散。凡诸疮，云皆可疗。

僵蚕

辛、咸，微温。入手太阴，足阳明、厥阴经。祛风化痰，散结行经。蚕病风则僵，故因以治风，能散相火逆结之痰。治中风失音，头风齿痛，喉痹咽肿，炒为末，姜汤调下一钱，当吐出顽痰。丹毒瘙痒，皆风热为病。瘰疬结核，痰疟血病，崩中带下，风热乘肝。小儿惊疳，肤如鳞甲，由气血不足，亦名胎垢，煎汤浴之。下乳汁，灭瘢痕，若诸症由于血虚，而无风寒客邪者勿服。

以头蚕色白条直者良。糯米泔浸一日，待桑涎浮出，漉起焙干，拭净肉毛口甲，捣用。恶桑螵蛸、茯苓、茯神、桔梗、萆薢。

蚕茧　甘，温。能泻膀胱相火，引清气上朝于口，止消渴。蚕与马，并属午，为离，主心。作茧退藏之际，故缫丝汤①饮之，能抑心火而治消渴。

痈疽无头者，烧灰酒服。服一枚出一头，二枚出二头。

雄蚕蛾　气热性淫，主固精强阳，交接不倦。蚕退纸烧存性，入麝少许，蜜和，敷走马牙疳，加白矾尤妙。《百一方》：蚕纸烧灰，酒水任下，能治邪祟发狂、悲泣。

原蚕沙

蚕属火性燥，燥能祛风胜湿。《经》曰：燥胜风，燥属金，

---

①　缫丝汤：出自《仁斋直指方论》卷十七，药物组成为茧搔丝。

风属木也。其沙辛甘而温。炒黄浸酒，治风湿为病，支节不随，皮肤顽痹，腰脚冷痛，冷血瘀血。史国公药酒中用之。炒热熨患处亦良。寇氏曰：醇酒三升，拌蚕沙五斗，蒸热铺暖室席上，令患冷风气痹人以患处就卧，厚覆取汗。未愈，间日再作，须防昏闷。麻油调敷，治烂弦风眼。目上下胞属脾。脾有风湿，则虫生弦烂。又新瓦炙为末，少加雄黄，麻油调敷，治蛇串疮。有人食乌蛸蛇，浑身变黑，渐生鳞甲，见者惊缩。郑奠一令日服晚蚕沙五钱，尽一二斗，久之乃退。

晚蚕矢也。淘净晒干。

斑蝥

辛，寒，有毒。外用蚀死肌，傅疥癣恶疮；内用破石淋，拔瘰疬疔肿，杨登甫云：瘰疬之毒，莫不有根，大抵治以斑蝥、地胆为主。制度如法，能令其根从小便出，如粉片血愧①烂肉，此其验也。以木通、滑石、灯心辈导之。斑蝥捕得，屁射出，臭不可闻。故奔走下窍，直至精溺之处，能下败物，痛不可当，用须斟酌。下猘犬毒，九死一生之候，急用斑蝥七枚，去头翅足，糯米炒黄为末，酒煎，空心下。取下小狗三四十枚，如数少再服。又方，用糯米一勺，斑蝥廿一枚，分三次，炒至青烟为度。去蝥，取米为粉，冷水入清油少许，空心下。取利下毒物，如不利再进。愈后忌闻钟鼓声，复发则不可治。服之肚痛急者，靛汁或黄连水解之。溃肉肌肉近之则烂。堕胎。

豆叶上虫，黄黑斑文。去头翅足，糯米炒熟用。亦有用

---

① 愧：《本草备要·鳞介鱼虫部》卷四“斑蝥”条为“块”。

米取气不取质者。生用则吐泻人。

畏巴豆、丹参，恶甘草、豆花。斑蝥、蚖青、葛上亭长、地胆四虫，形色不同，功略相近。食芫花为芫青，青绿色尤毒，春生；食葛花为亭长，黑身赤头，夏生；食豆花为斑蝥，斑色，秋生；冬入地为地胆，黑头赤尾。陶隐居云：乃一物而四时变化者。苏恭①云：非也，皆极毒，须慎用。

蝎

辛、甘，有毒。治诸风眩掉，惊痫搐掣，口眼㖞斜，白附、僵蚕、全蝎等分末，名牵正散。酒服二钱甚效。疟疾风疮，耳聋带疝，厥阴风木之病。东垣曰：凡病气带下，皆属于风。蝎乃治风要药，俱宜加而用之。汪机曰：破伤风，宜以全蝎、防风为主。类中风、慢脾惊属虚者忌用。

全用，去足焙，或用尾，尾力尤紧。形紧小者良。人被螫者，涂蜗牛即解。

五谷虫即粪蛆。

寒。治热病谵妄，毒痢作吐，小儿疳积疳疮。

漂净晒干，或炒，或煅，为末用。

蝉蜕

甘，寒。其气清虚，故除风热。其体轻浮，故发痘疹。其性善蜕，故退目翳，催生下胞。其蜕为壳，故治皮

---

① 苏恭：唐显庆年间著名医生，生卒年不详。右监门府长史，原名苏敬，避宋朝赵匡胤祖父赵敬家讳作苏恭。与长孙无忌等人编撰《新修本草》。

肤疮疡[1]瘾疹。与薄荷等分为末，酒调服。其声清响，故治中风失音。又昼鸣夜息，故止小儿夜啼。

蝉类甚多，惟大而色黑者入药。洗去泥土、翅足，浆水煮，晒干用。攻毒全用。得薄荷叶，治皮肤风痒。

蚱蝉 治小儿惊痫夜啼，杀疳去热，出胎下胞。时珍曰：治皮肤疮疡风热，当用蝉蜕；治脏腑经络，当用蝉身。各从其类也。

蟾蜍即癞虾蟆。

辛，凉，微毒。入足阳明经。发汗退热，除湿杀虫。治疮疽发背，未成者，用活蟾蜍系疮上。半日，蟾必昏愦。置水中救其命，再易一个，三易则毒散矣。势重者，剖蟾蜍合疮上，不久必臭不可闻。如此二三易，其肿自愈。小儿劳瘦疳疾。

蟾酥 辛，温，大毒。助阳气，治疔肿发背，小儿疳疾脑疳。即蟾蜍眉间白汁，能烂人肌肉，惟疔疽或合他药服一二厘，取其以毒攻毒。脑疳，乳和滴鼻中。外科多用之。蟾蜍肪涂玉，刻之如蜡。

蜈蚣

辛，温，有毒。入足厥阴经。善走能散，治脐风噤口，炙末，猪乳调服。惊痫瘰疬，蛇癥能制蛇。疮甲。趾甲内恶肉突出，俗名鸡眼睛。蜈蚣焙研敷之，以南星末醋调，敷四围。杀

① 疡：原作“肠”，据《本草备要·鳞介鱼虫部》卷四“蝉蜕”条改。

虫，古方治疰嗽①多用之。堕胎。

取赤足黑头者，炙去头足尾甲，将荷叶火煨用，或酒炙。畏蜘蛛、蜒蚰、不敢过所行之路，触着即死。鸡屎、桑皮、盐。中其毒者，以桑汁、盐、蒜涂之。被咬者，捕蜘蛛置咬处，能自吸其毒。蜘蛛死，放水中，吐而活之。

白颈蚯蚓

咸，寒。清热利水。治温病大热狂言，大腹黄疸，肾风脚气。苏颂②曰：脚气必须用之为使。

白颈者，乃老蚯蚓。治大热，捣汁，井水调下。入药或晒干为末，或盐化为水，或微炙，或烧灰，各随本方。得乳香，治惊风闷乱。中其毒者，盐水解之。

水蛭即马蝗蜞。

咸，苦，平。咸走血，苦胜血。入肝经血分，攻一切恶血坚积。《金匮》《千金方》常用之。

性最难死。曝干，猪油熬黑，研细，炙透用。虽炙为末，得水即活，若入腹中，生子为患，田泥和水饮，下之。又虻虫，即啖牛血蝇，去翅、足炒用。仲景抵当汤与水蛭同用。河间云：虻虫食血而治血，因其性为用也。

---

① 疰嗽：又称劳嗽、邪嗽。劳极损伤肺络或感受邪恶之气所致的咳嗽。为五嗽之一。

② 苏颂：字子容，福建泉州南安人。宋代药物学家。著有《图经本草》。

蛴螬

咸，微温。主恶血血瘀，痹气《本事方》治筋急，养血地黄丸中用之。破折，血在胁下坚满。《金匮》大黄䗪虫丸用之。取汁滴目，去翳障，除麦芒入眼。《千金方》：以新布覆目中，持蛴螬从布上摩之，芒着布上出。傅小儿脐疮，涂游风丹毒，走串皮中，名火丹，以蛴螬捣烂涂之。又研末，搽赤白口疮，傅痈疽痔漏亦良。及竹木刺，虎伤人疮。

蜣螂一名蛣蜣。

咸，寒，有毒。入手、足阳明，足厥阴经。治惊痫癫狂，疳疾煨熟食。重舌，烧末，唾和，傅舌上。赤白下痢，脱肛痔瘘，大肠秘塞，小便转胞。《千金方》：烧末，井华水调服。

去足，火炙用。勿置水中，令人吐。

心　主治疔疮。蜣螂心，在腹下度取之，其肉稍白是也。贴疮半日许，再易，血尽根出即愈。畏羊肉，食之复发。

蝼蛄又名蝼蝈，俗呼土狗。

咸，寒，小毒。治产难，取其下半，煮汤服之则下。出肉中刺，溃痈肿恶疮，生捣涂之。下哽噎，炙末吹之。胎衣不下，取一枚，水煮数沸，灌入，下喉即出。箭镞入肉。取杵汁滴入，三五度自出。

去翅、足，炒用。

衣鱼即蠹鱼。

咸，温。治小儿中风，项强背起，取十枚，研傅乳上，吮之入咽，即愈。或以二枚涂母手中，掩儿脐，得吐下愈。外仍以摩项强处。**惊痫**《外台秘要》：小儿痫疾，用衣鱼七枚，竹茹一握，酒一升，煎二合，温服之。**天吊**，小儿目睛上视，乳汁和服。**口㖞**取摩耳，左㖞摩右，右㖞摩左。**淋闭**。弘景曰：小儿淋闭，以摩脐及小腹即通。

碎之，如银有粉者是。

鼠妇一名鼠负，又名鼠姑，俗名地虱。

咸，温。治久疟寒热，仲景鳖甲煎用之。**产妇遗尿**，《千金》用鼠妇七枚熬，研，温酒服。**痘疮倒靥**。酒服一字，即起。

䗪虫一名地鳖，又名土鳖。

咸，寒，有毒。破癥瘕，下血闭。仲景治杂病方及久病积结，有大黄䗪虫丸，又有大鳖甲丸，及妇人药并用之，以其有破坚下血之功也。**治跌扑重伤，接骨神效**。焙干为末，酒服二钱。

用时或去足炒。或酒醉死，去足捣汁。

田鸡《本经》鼃①，亦作蛙。

甘，寒。解劳热，调疳瘦，补虚损，利水消肿。时珍曰：鼃产于水，故能解热利水。今人食者，每同辛辣及脂油煎熏，是抱薪救火，安能益哉？《延寿书》云：蛙骨热，食之，小便苦淋。妊娠食蛙，令子寿夭。小蛙多食，令人尿闭，脐下酸痛。有至死者，擂车前，水饮之可解。

---

① 鼃（wā 蛙）：同“蛙”。

鳞　　部

龙骨

甘、涩，微寒。入手足少阴、手阳明、足厥阴经。能收敛浮越正气，涩肠益肾，安魂镇惊，辟邪解毒。治多梦纷纭，惊痫疟痢，吐衄崩带，遗精脱肛，大小肠利，固精止汗，定喘气不归元则喘。敛疮，皆涩以止脱之义。《十剂》曰：涩可去脱，牡蛎、龙骨之属是也。

白地锦纹，舐之黏舌者良。人或以古圹①灰伪之。酒浸一宿，水飞三度用。或酒煮、酥炙、火煅，亦有生用者。又云水飞，晒干，黑豆蒸过用。否则着人肠胃，晚年作热。得人参、牛黄良。许洪②云：牛黄恶龙骨，而龙骨得牛黄更良，有以制伏也。得远志，治健忘；得韭子，治滑精；得桑螵蛸，治遗尿；得白石脂，治泄泻不止。忌鱼及铁，畏石膏、川椒。

龙齿

涩，凉。镇心安魂。治大人痉癫狂热，小儿五惊十二痫。《卫生宝鉴》曰：龙齿安魂，虎睛定魄。龙属木，主肝，肝藏魂；虎属金，主肺，肺藏魄也。

修治同龙骨。

---

① 圹（kuàng 矿）：墓穴。《礼记·夏官·方相氏》：“若从柩，及圹，皆执绋。”

② 许洪：字可大，武夷（今属福建）人，南宋医家。

穿山甲一名鲮鲤。

咸，寒。入足厥阴、阳明经。治风湿冷痹，通经下乳，消肿溃痈，止痛排脓，和伤发痘，元气虚者慎用。风疟疮科须为要药。以其穴山寓水，出入阴阳，能窜经络，达于病所，以破邪结，故用为使。一云某处病，用某处之甲更良。以其食蚁，又治蚁瘘。有妇人项下忽肿一块，渐延至颈。偶刺破，出水一碗，疮久不合。有道人曰：此蚁漏也，缘饭中误食蚁得之。用穿山甲，烧存性，为末，傅之立愈。痈疡已溃者忌服。

如鼍[①]而短，似鲤有足。尾甲力更胜。或生或烧，酥炙、醋炙、童便炙、油煎、土炒，随方用。

蛤蚧

咸，平。补肺润肾，益精助阳。治渴通淋，定喘止嗽，肺痿咯血，气虚血竭者宜之。能补肺，益水上源。时珍曰：补肺止渴，功同人参；益精扶羸，功同羊肉。《经疏》曰：咳嗽由风寒外邪者不宜用。

出粤中。首如蟾蜍，背绿色，斑点如锦纹。雄为蛤，皮粗口大，身小尾粗；雌为蚧，皮细口尖，身大尾小。雌雄相呼，屡日乃交。两两相抱，捕者擘之，虽死不开。房术用之甚效。寻常捕者，不论牝牡，只可入杂药。口含少许，奔走不喘者真。药力在尾。见人捕之，辄自啮断其尾，尾

---

① 鼍（tuó 驼）：鼍龙，爬行动物，亦称“扬子鳄”。

不全者不效。凡使去头足。雷敩①曰：其毒在眼，用须去眼。洗去鳞内不净及肉毛，酥炙，或蜜炙、或酒浸焙用。得人参，治喘嗽、劳损、痿弱。

蛇蜕

甘、咸，平。甄权曰：有毒。辟恶去风。治鬼魅蛊毒，惊痫风疟，重舌《圣惠方》烧末傅。喉风。又毒能杀虫，性复善蜕，治疥癣恶疮，疔肿痔漏，皮肤疮疡，产难目翳。蛇蜕，从口退出，眼睛亦退。今眼药及去翳膜用之，取此义也。

用白色如银者，皂荚水洗净，或酒、或醋、或蜜浸，炙黄用，或烧存性，或盐泥固煅，各随本方。得当归，治缠喉风；得蝉蜕、铁落、头发，治产难不下。

蚺蛇胆即南蛇。

甘、苦，寒，有小毒。凉血明目，疗疳杀虫。主足厥阴、太阴之病。苏恭曰：剔取粟许，着净水中，浮游水上，旋行极速者真。胆上旬近头，中旬近心，下旬近尾。能护心止痛，受杖时噙之，杖多不死。

肉极腴美，主治略同。

白花蛇

甘、咸，温，有毒。内走脏腑，外彻皮肤，透骨搜

① 雷敩：南北朝刘宋时人。生平里居未详，撰有《雷公炮炙论》。

风，截惊定搐。治风湿瘫痪，大风疥癞。《开宝本草》云：治中风口面㖞邪，半身不遂。《经疏》云：前症定缘阴虚血少、内热而发，与得之风湿者殊科。白花蛇非所宜也，宜辨。凡服蛇酒药，切忌见风。

出蕲州。龙头虎口，黑质白花，胁有二十四个方胜文①，腹有念珠斑，尾有拂②指甲，虽死而眼光不枯。他产则否。头尾有毒，各去三寸。亦有单用头尾者。酒浸三日，去尽皮骨。大蛇一条，只得净肉四两。

乌梢蛇

功用同白花蛇，而性善无毒。

性善不噬物。眼光至死不枯，以尾细能穿百钱者佳。重七钱至一两者为上，十两至一镒③者中，大者力减。去头与皮骨，酒煮或酥炙用。

石龙子一名蜥蜴。

咸，寒，小毒。治五癃邪结气，利小便水道，破石淋下血。妊娠忌用。蜥蜴能吐雹祈雨，故治癃淋，利水道。《千金》治癥结水肿，尸疰留饮，有蜥蜴丸。《外台》治小儿阴溃，皆取其长于利水耳。

状如蛇，脚似梅花。鳞目五色者为雄，色黄身短者为

---

① 方胜文：即方胜纹，由两个菱形压角相叠，组成的图案或纹样。是我国传统寓意纹样。

② 拂：《本草备要·鳞介鱼虫部》卷四“白花蛇”条为“佛”。

③ 镒（yì 益）：古代的重量单位，二十两为一镒，（一说二十四两）。

雌。入药雌雄并用。去头足，酒浸，酥炙用。一种生草泽间，头大尾短身粗，其色青黄，有伤则衔草自敷，故谓之蛇医母，又名水蜥蜴。不堪入药。

守宫俗名壁虎。

咸，寒，小毒。主中风瘫痪，历节风痛，风痓惊痫，小儿疳痢，血积成痞，厉风瘰疬，痈疮大痛，疗蝎螫。时珍曰：守宫旧附见石龙下，云不入药用。近时方术多用之。杨仁斋言：惊痫皆心血不足，其血与心血相类，故治惊痫，取其血以补心。其说近似而实不然。盖守宫食蝎虿①，蝎虿乃治风要药，故守宫所治风痓惊痫诸病，亦犹蜈、蝎之性能透经络也。且入血分，故又治血病疮疡。守宫祛风，石龙利水，功用自别，不可不知。

鱼　部

鲤鱼

甘，平。下水气，利小便，治咳逆上气，脚气黄疸，妊娠水肿。古方治水肿，有鲤鱼汤、鲤鱼炙。河间曰：鲤之治水，鸭之利水，所谓因其气相感也。骨烧灰，疗鱼骨哽。

青鱼胆

苦，寒。入肝胆。治目疾，点眼消赤肿障翳，咽津吐喉痹痰涎，涂火热疮，疗鱼骨哽。

---

① 虿（chài）：蝎子一类的有毒的虫。

腊月收，阴干用。

石首鱼

甘，平。开胃消食，治暴痢腹胀。《菽园杂记》①曰：痢疾最忌油腻生冷，惟白鲞②相宜。以其无脂不腻，而能消宿食、理肠胃也。

即干白鲞鱼。首中有石，故名。石治石淋。讱庵云：今人多以石首鱼鳔合破故纸等药为丸，名鱼鳔丸，云暖精种子，而《本草》全未之及，何也？

鲫鱼

甘，温。补土丹溪曰：诸鱼属火，独鲫鱼属土，多食亦能动火。和胃，实肠行水。作鲙食，治脚气及上气。

忌麦冬、芥菜、沙糖、猪肝、鸡肉、雉肉、鹿肉。

鳢鱼胆

甘，平。凡胆皆苦，惟鳢鱼胆甘。喉痹将死者，点入即瘥，病深者水调灌之。

俗名乌鱼，即七星鱼。首有七星，夜朝北斗，道家谓之水厌。雁为天厌，犬为地厌。《卫生歌》③云：雁行有序犬有义，黑鱼

---

① 菽园杂记：明代陆容著。陆容，字文量，号式斋，太仓州人。《菽园杂记》记载了明代的一些史事、掌故以及当时手工业生产和民情风俗等方面材料。

② 白鲞（xiǎng 想）：用大黄鱼加工制成的咸干品。

③ 卫生歌：南宋真德秀著。真德秀，字景元、景希、希元，号西山，福建浦城人。

拱北知臣礼。人无礼义反食之，天地鬼神皆不喜。杨拱①《医方摘要》云：除夕黄昏时，取大黑鳢鱼一尾，小者二三尾，煮汤浴儿，遍身七窍俱到，能免出痘。不可嫌腥，而以清水洗去也。如不信，留一手或一足不洗，遇出痘时，不洗处痘必多。此乃异人所传，不可轻易。《食医心镜》②：鳢鱼一斤以上，和冬瓜、葱白作羹，治十种水气。

鳗鲡

甘，平。去风杀虫。治骨蒸劳瘵。有病瘵者，相染已死数人。取病者置棺中，弃于江，以绝传染。鱼③人引起开视，乃一女子，犹活。取置渔舍，多食鳗鲡，病愈，遂以为妻。**湿痹风瘙，阴户蚀痒。**皆有虫。张鼎云：其骨烧烟，蚊化为水，熏竹木，辟蛀虫。置衣箱，辟诸蠹。**补虚损。**《圣惠方》：鳗鲡，淡，炙食，治诸虫心痛，多吐，冷气上攻满闷。

鳝鱼

甘，温。补五脏，除风湿。

尾血：疗口眼㖞斜。和少麝香，左㖞涂右，右㖞涂左，正即洗去。《千金》云：鳖血、鸡冠血、和伏龙肝，并治口㖞。

滴耳治耳痛，滴鼻治鼻衄，点目治痘后生翳。鳝善穿

① 杨拱：明代医家。衡州（今属湖南衡阳）人。尝受陈使君燕野之命而集成《医方摘要》十二卷。

② 食医心镜：唐代孟诜所著。孟诜，唐代汝州梁县新丰乡子平里人（今汝州市陵头乡孟庄村），著名学者、医学家、饮食家。

③ 鱼：通“渔”，捕鱼。《左传》隐公五年：“公将如棠观鱼者。”杨伯峻注：“鱼者，意即捕鱼者。”

穴，与蛇同性，故能走经络，疗风邪及诸窍之病。风中血脉，用血主之，从其类也。

海螵蛸一名乌贼骨。

咸走血，温和血。入肝肾血分。通血脉，祛寒湿。治血枯《内经》血枯，治之以乌贼骨。血瘕，血崩血闭，腹痛环脐，阴蚀肿痛，烧末酒服。疟痢疳虫，目翳泪出，聤耳出脓。性能燥脓收水，为末，加麝少许，掺入。

出东海。亦名墨鱼。腹中有墨，书字逾年乃灭。常吐黑水，自罩其身，人即于黑水处取之。取鱼骨①，卤浸、炙黄用。得生地，治血淋；得干姜，治血瘕；得鹿茸、阿胶，治崩中带下。恶附子、白及、白敛。

鱮鱼②一名鲢鱼。

甘，温。温中益气。多食热中发渴，又发疮疥。

鲩鱼俗名草鱼。

甘，温。暖胃和中。

胆　苦，寒。腊月收取，阴干。能出一切骨鲠③、竹木刺在喉中。以酒化二三枚，温呷取吐，即出。

鲥鱼

甘，温。温中益虚。

---

① 鱼骨：原作“骨鱼”，据《本草备要·鳞介鱼虫部》卷四“海螵蛸”条改。

② 鱮（xù 续）：古指鲢鱼。

③ 鲠：骨、刺卡喉中。《广韵·梗韵》：“鲠，刺在喉。”

蒸下油，以瓶盛埋土中，取涂汤火伤，甚效。

嘉鱼

甘，温。治肾虚消渴，劳瘦虚损，令人肥健悦泽。此鱼常于崖石下孔中，食乳石沫，故补益也。

鲈鱼

甘，平。益肝肾，和肠胃，安胎补中。作鲙尤佳。

鳜鱼

甘，平。补虚劳，益脾胃。治腹内恶血，肠风泻血。尾，贴小儿软疖良。

鳊鱼古名鲂鱼。

甘，温。调胃气，利五脏。此鱼性不喜动，严冬善息土中，故食之能调胃气而无动风发热之虑。疳痢人勿食。

白鱼

甘，平。入肺。利水，开胃下气。

比目鱼俗名鞋底鱼。

甘，平。补虚益气。多食动气。

鲙残鱼俗名银鱼。

甘，平。作羹食，宽中健胃。曝干亦佳。

鳝鱼俗名泥鳅。

甘，平。暖中益气，醒酒，解消渴。

鲠鱼本名鳀鱼，即鲇鱼。

甘，温，小毒。苏颂曰：赤目、赤须、无腮者，并杀人。治口眼㖞斜，切活鲇鱼，尾尖朝吻贴之，即正。痔血肛痛。同葱煮食。

反荆芥、牛肝。

虾

甘，温，有小毒。无须及腹下通黑，并煮之色白者，并不可食。托痘疮，下乳汁，吐风痰，中风症，以虾半斤，入姜、葱、酱料水煮，先吃虾，次吃汁，以鹅翎探引，吐出痰涎，随症用药。壮阳道。

海蛇一名水母。

咸，温。治妇人劳损，积血带下，小儿风疾丹毒，汤火伤。

海粉

咸，寒。能散瘿瘤，解热毒。路玉云：碧色微咸，专行肝肾。云是海中介属，得东南水土之气而成，与蜂之酿蜜无异。脾胃虚者勿食。其性寒滑也。

燕窝

甘，平。路玉云：鸟衔海粉作窝，得风日阳和之气，化咸寒为甘平。食之能使金水相生，肾气上滋于肺，而胃气亦得以安。以之调补虚劳，咳吐红痰有效。或兼冰糖煮食。

介　部

龟版①

甘，平。补心益肾，滋阴资智。性灵，故资智通心，益肾以滋阴。治阴血不足，劳热骨蒸，腰脚痠痛，久泻久痢，能益大肠。久嗽痎疟，老疟也。或经数年，中有痞块，名疟母。癥瘕崩漏，五痔产难，阴虚血弱之症。益阴清热，故治之。时珍曰：龟、鹿皆灵而寿。龟首常藏向腹，能通任脉，故取其甲，以补心、补肾、补血，以养阴也。鹿首常返向尾，能通督脉，故取其角以补命、补精、补气，以养阳也。合鹿胶一阴一阳，名龟鹿二仙膏。

大者良。上下甲皆可用。酥炙，或酒炙、醋炙、猪脂炙，煅灰用。洗净槌碎，水浸三日用。桑柴熬膏良。自死败龟尤良，得阴气更全也。得黄蘗、知母，治阴虚劳热；得侧柏、香附，治郁结；得妇人发、芎、归，能下死胎。恶人参。

龟溺　走窍透骨，染须发，治哑聋。以镜照之，龟见其影，则淫发而尿出，或以猪鬃毛，刺其鼻，尿亦出。

鳖甲

咸，平。治劳瘦骨蒸，往来寒热，温疟疟母，疟必暑邪，类多阴虚之人，疟久不愈，元气虚羸，邪陷中焦，则结为疟母。鳖甲能益阴除热而散结，故为治疟要药。腰痛胁坚，血瘕痔核，

① 龟版：亦作龟板。

经阻产难，肠痈疮肿，惊痫斑痘，厥阴血分之病。

色绿九肋，重七两者为上。醋炙。治劳，童便炙，亦可熬膏。得桃仁，治奔豚气痛。

鳖肉　凉血补阴，亦治疟痢。煮作羹食，加生姜、沙糖，不用盐酱，名鳖糖汤。恶矾石，忌苋菜、鸡子。鳖色青，故走肝益肾而除热。龟色黑，故通心入肾而滋阴。阴性虽同，所用略别。

蟹

咸，寒，有小毒。除热解结，散血通经，续筋骨，筋绝伤者，取蟹黄、足髓熬，纳疮中，筋即续生。骨节脱离者，生捣，热酒调服，渣涂半日，骨内谷谷有声即好。涂漆疮。能败漆。然寒胃动风。蟹爪堕胎。产难及子死腹中者，服蟹爪汤即出。其螯烧烟，能集鼠于庭。中蟹毒者，捣藕节，热酒调服。腌蟹中入蒜则不沙。

牡蛎海气化成，纯雄无雌，故名牡蛎。

咸以软坚、化痰，消瘰疬结核，老血瘕疝。涩以收脱，治遗精崩带，止嗽敛汗，或同麻黄根、糯米，为粉扑身；或加入煎剂。固大小肠。微寒以清热补水，治虚劳烦热，温疟赤痢，利湿止渴，为肝肾血分之药。好古曰：以柴胡引之，去胁下硬；茶引之，消颈核；大黄引，消股间肿。以地黄为使，益精收涩，止小便利；以贝母为使，消积结。

盐水煮一伏时，煅粉用。亦有生用者。贝母为使，得甘草、牛膝、远志、蛇床子良。得玄参、甘草、腊茶，治瘰疬奇效。恶麻黄、辛夷、吴茱萸。

真珠

甘、咸，寒。入手少阴、足厥阴经。镇心安魂，坠痰拔毒，收口生肌。治惊热痘疔，下死胎胞衣，珠末一两，苦酒服。涂面好颜色，点目去翳膜，绵裹塞耳治聋。

取新洁未经钻缀者，乳浸三日，研粉极细用。不细伤人脏腑。陆佃曰：蛤蚌无阴阳牝牡，须雀化成，故能生珠，专一于阴精也。

石决明

咸，平。除肺肝风热，治青盲内障。水飞点目外障。亦治骨蒸劳热，通五淋，能清肺肝故也，古方多用治肠①疽。解酒酸。为末，投热酒中即解。

如蚌而扁，惟一片无对，七孔、九孔者良。盐水煮一伏时，或面裹煨熟，研粉极细，水飞用。恶旋覆花。

蛤粉

蛤蜊壳煅为粉，与牡蛎同功。海藏曰：肾经血分药，宋徽宗宠妃病痰嗽，面肿不寐。李防御用蚌壳煅粉，少加青黛，以淡虀水，加麻油数滴，调服。寝安嗽止，面肿亦消。《千金方》治痈疽赤肿，用米醋和蚌蛤灰涂之。

肉　咸，冷。止渴醒酒。牡蛎，蛤蜊、海蛤、文蛤，并出海中。大抵海物咸寒，功用略同。江湖蛤蚌，无咸水浸渍，但能清热利湿，不能软坚。

---

① 肠：《本草备要·鳞介鱼虫部》卷四“石决明”条作“疡”。

文蛤 背有花纹，兼能除烦渴，利小便。仲景治伤寒有文蛤散。

瓦垄子即蚶壳。

甘，咸。消血块，散痰积。煅红，醋淬二次，为末，醋膏丸，治一切气血癥瘕。

田螺

甘，大寒。利湿清热，止渴消渴。醒酒，利大小便。能引热下行。治脚气黄疸，噤口毒痢，用螺加少麝捣饼，烘热贴脐下，引热下行，自然思食。目热赤痛。入盐花，取汁点之。搽痔疮狐臭。

玳瑁甲即瑇瑁。

甘，寒。清热解毒，破癥结，止惊痫。治痘疮黑陷，乃心热血凝也。同生犀角磨汁一合，入猪心血少许，紫草汤五匙，和匀温服，立起。利大小肠。

入药生者良。

鲎

辛、咸，平，微毒。治痔杀虫。

尾 烧焦，疗肠风泻血，崩中带下，及产后痢。米饮服。壳：治积年咳嗽。《圣惠方》：呀呷作声，用鲎鱼壳半两，贝母一两、桔梗一分①，入牙皂末少许，蜜丸。含一丸，咽汁。服三丸，

---

① 贝母一两桔梗一分：原作“贝母、桔梗”，据《本草纲目·介部》卷四十五“鲎鱼”条补。

即吐出恶涎而瘥。

蛏

甘，平。妇人产后虚热宜之。

蚬肉

甘、咸，冷。开胃明目，下湿气，利小便，治时气，去暴热，洗疔疮，除消渴，通乳，解毒。苏颂曰：压丹石药毒。时珍曰：生蚬浸水，洗痘、痈，无瘢痕。

壳　咸，温。治反胃吐食，除心胸痰水，止痢止呕，暴嗽白蚬壳捣末，米饮调服。吞酸。烧灰，涂一切湿疮。

车螯

甘、咸，冷。解酒毒消渴。

壳　治疮肿痈毒。烧赤，醋淬为末，同甘草等分，酒服。并以醋调敷之。

贝子一名贝齿。苏颂曰：贝腹下洁白，有刻如鱼齿，故曰贝齿。

咸，平，小毒。专主目翳，兼利水道。治目花翳痛。取一两，烧研如面，入龙脑少许点之。若有瘜肉，加真珠末等分。

紫贝即砑螺。　治小儿癍疹入目。生研细末，用羊肝切片，掺上紫定①，米泔煮熟，瓶盛露一夜，空心嚼食之。

烧赤，捣细如面，以清酒淘过用。白者入气分，紫者入血分，花者兼入血气。

---

① 紫定：《本草纲目·介部》卷四十六“紫贝”条为“扎定”。

淡菜浙人呼为壳菜。

甘，温。能消瘿气，兼补阴虚劳伤，及妇人崩带。或云多食，令人阳痿不起，脱人头发。

寄居虫

甘，温。妇人难产，以七枚捣酒服之。或临产两手各握一枚。与郎君子无异。郎君子状如螺中之子，大如小豆，藏箧笥积岁犹活，置醋中，即盘旋不已。难产者，手把之便生，一时不易得。

南海一种似蜘蛛，入螺中，负壳而行，触之即缩入螺，火炙乃出。藏器曰：寄居虫在螺壳间，非螺也。

禽 部

鹅

甘，平。时珍曰：鹅气味俱厚，发风发疮，莫此为甚，火薰者尤毒。煮汁止消渴。

白鹅膏　腊月炼收。润皮肤。可合面脂。

卵　补中益气。

涎　治咽喉谷贼。误吞稻芒，着咽喉中不能出者，名曰谷贼。以鹅涎灌之即愈。

掌上黄皮　烧研，搽脚趾缝湿烂。焙研，油调，涂冻疮良。

鸭

甘，冷。入肺肾血分。滋阴补虚，除蒸止嗽，利水道，治热痢。

白毛乌骨者，为虚劳圣药。取金肃水寒之象也。葛可久①有白凤膏。老者良。酒或童便煮。

热血　解金银、丹石、砒霜百毒，及中恶溺死者。

卵　甘、咸，微寒。能滋阴，除心腹膈热。盐藏食良。

凫即野鸭。

甘，凉。补中益气，平胃消食。治水肿热毒，恶疮，杀腹脏一切虫。

鸡

甘，温。鸡属风木，能生热动风。补虚温中。《日华》曰：黑雌鸡补产后虚劳。马益卿曰：妊妇宜食牡鸡，取阳精之全于天也。崔行功曰：妇人产死，多是富贵扰攘，致产妇惊乱故耳。屏人静产，更烂煮牡鸡汁，作粳米粥与食，自然无恙。鸡汁性滑而濡，不食其肉，恐难化也。俗家每产后即食鸡啖卵，壮者幸无事，弱者因而致疾矣。龚云林曰：四五年老母鸡，取汤煮粥食，能固胎。

鸡冠血　雄而丹者属阳。治中恶惊忤，以热血沥口、涂面、吹鼻，良。涂口眼㖞邪，用老者，取其阳气充足。蜈蚣、蚰蚓、蜘蛛、百虫咬毒。鸡食百虫，制之以所畏也。

鸡子　甘，平。镇心，安五脏，益气补血，清咽开

---

① 葛可久：元代医学家。名乾孙。平江路（治今江苏吴县）人。著有《十药神书》，载十个治疗虚劳吐血方。

音，散热定惊，止嗽止痢，醋煮食，治赤白久痢。利产安胎。胞衣不下者，吞卵黄二三枚，解发刺喉，令呕，即下。多食令人滞闷。哺雏蛋壳细研，麻油调，搽痘毒神效。

鸡肫皮一名鸡内金。甘、平，涩。能消水谷，除热止烦，通小肠、膀胱。治泻痢便数，遗溺溺血，崩带肠风，膈消反胃，小儿食疟。男用雌，女用雄。

鸡矢醴　微寒。下气消积，利大小便。《内经》用治蛊胀。腊月取雄鸡屎白收之。醋和，涂蚯蚓、蜈蚣咬毒。合米炒，治米瘕。

乌骨鸡

甘，平。鸡属木，黑属水，得水木精气。益肝肾，退热补虚。治虚劳消渴，下痢噤口，煮汁益胃。带下崩中。

骨肉俱黑者良。舌黑者，骨肉俱黑。男用雌，女用雄。女科有乌鸡丸治百病。又黄雌鸡：味甘。归脾气，温益胃。产后虚羸，煮汁煎药服，良。

夜明砂一名天鼠矢。

辛，寒。肝经血分药。活血消积。治目盲障翳，加石决明、猪肝煎，名决明夜灵散，治鸡盲眼。疟魃[1]小儿鬼。惊疳，蝙蝠及矢，并治惊疳疟痢、厥阴之病。血气腹痛。《经疏》曰：辛能散内外滞气，寒能除血热气壅。明目之外，余皆可略。吴鹤皋曰：古人每用虻虫、水蛭治血积，以其善吮血耳。若天鼠矢，乃食蚊而化者，

---

① 魃（jì季）：小儿鬼。《说文·鬼部》："魃，小儿鬼"。

当亦可以攻血积。《本草》称其下死胎，则其能攻血块也何疑？同鳖甲烧烟辟蚊。

蝙蝠矢也，食蚊，砂皆蚊眼，故治目疾。淘净焙用。恶白微、白敛。

五灵脂

甘，温。入足厥阴经血分。通利血脉，散血和血，血闭能通，生用。经多能止。炒用。治血痹血积，血眼血痢，肠风崩中，一切血病，《图经》云：血晕者，半炒半生，水服一钱。心腹血气，一切诸痛。又能除风化痰，杀虫消积。诸痛皆属于木，诸虫皆生于风。治惊疳疟疝，蛇蝎蜈蚣伤。血虚无瘀者忌用。五灵脂一两，雄黄五钱，酒调服，滓傅患处，治毒蛇咬伤。李仲南曰：五灵脂治崩中，非正治之药，乃去风之剂。冲任经虚，被风袭伤营血，以致崩中暴下。与荆芥、防风治崩义同。方悟古人识见深远如此。时珍曰：此亦一说，但未及肝虚血滞，亦自生风之意。冲为血海，任主胞胎，任脉通，冲脉盛，则月事以时下，无崩漏之患，且易有子。

寒号虫矢也。即曷旦鸟，夜鸣求旦。夏月毛采五色，鸣曰："凤凰不如我"。冬月毛落，忍寒而号，曰："得过且过"。高士奇①曰：《月令》仲冬之月，鹖鴠不鸣，似与寒号之名未协。黑色，气甚臊恶，糖心润泽者真。研末酒飞，去砂石用。行血宜生，止血宜炒。恶人参。

---

① 高士奇：字澹人，号江村。清代著名学者。著有史学著作《左传纪事本末》《清吟堂集》等。

雉即野鸡。

甘、酸，温。补中，益气力，止泄痢，除蚁瘘。时珍曰：雉属离火，鸡属巽木。故鸡煮则冠变，雉煮则冠红。春夏不可食者，以其食虫蚁，及与蛇交，变化有毒也。孟诜曰：九月至十一月稍有补，他月则发五痔、诸疮疥。

忌胡桃、荞麦、菌蕈、木耳、葱。

鹧鸪

甘，温，小毒。利五脏，益心力。酒服，治蛊气欲死。此物食乌头、半夏。好啖此者，多发咽喉、头脑肿痛。甘草、生姜并可解之。又竹鸡亦好食半夏苗，中其毒者，捣姜汁服之。

鹑

甘，平。治腹大如鼓，解热结。疗小儿疳。

鸽

咸，平。调精益气。久患虚羸者，食之有益。治恶疮疥癣，风疮白癜风，瘰疬疡风。煮熟酒服。

卵能稀痘。

矢杀瘵虫。

鸽之品类甚多，取白者入药。

雀

甘，温。壮阳益气，暖腰膝，缩小便。治血崩带下。卵，治男子阴痿、女人血枯。《素问》乌贼鱼骨藘茹丸用之。

斑鸠

甘，平。补肾明目。治虚损，益气。食之令人不噎。

鹰屎白

微寒。灭伤挞痕。合僵蚕、衣鱼，为膏效。去面皰䵟黯。

兽　部

猪

水畜，咸，寒。心血：用作补心药之向导，盖取以心归心、以血导血之意。《延寿丹书》曰：猪临杀，惊气入心，绝气归肝，皆不可多食。

尾血　和龙脑，冰片。治痘疮倒靥。能发之。时珍曰：取其动而不息。亦有用心血者。

肝　主藏血，补血药用之，入肝明目。雄者良。同夜明砂作丸，治雀目。雀目者，夜不能睹，湿痰及肝火盛也。

肺　补肺。治肺虚咳嗽。咳血者，蘸薏仁末食。

肚　入胃健脾。仲景治消渴，有黄连猪肚丸：用雄猪肚一枚，入黄连末五两，栝楼根、白粱米各四两，知母三两，麦冬二两，缝定蒸熟，丸如梧子大，每服三十丸，米饮下。《直指①方》治小儿疳热，黄连五两，入猪肚蒸烂，饭丸，米饮下，仍服调血清心药佐之。且曰：小儿之病，非疳即热，常须识此。

肾　咸冷，通肾。治腰痛耳聋。《日华》曰：补水脏，暖

① 指：原作“脂”，据《仁斋直指方》书名改。

腰膝。又曰：久食令人少子。孟诜曰：久食令人肾虚。李氏韪之，谓其咸冷能泻肾气也。讱庵云：枸杞、玄参、知母、黄柏性皆寒而能补肾。猪肾乃肉食，何独泻肾若斯之酷也？古今补腰肾药，用者颇多，未见作害。大抵诸家食忌，不可尽信。《琐碎录》：猪肾一对，童便二分，酒一分，瓦罐煨，五更食之，治劳瘵，一月愈。《经验后方》：猪肾、枸杞叶、豉汁，入葱、椒、盐作羹，治阴痿羸瘦。

肠　入大肠，治肠风血痢。《奇效方》治脏毒，有脏连丸。

胆汁　苦入心，寒胜热，滑润燥。泻肝胆之火，明目杀疳，沐发光泽。醋和，灌谷道，治大便不通。仲景治阳明症内无热者，便虽秘，勿攻。故用胆汁外导之法，不欲以苦寒伤胃腑也。无己曰：仲景治厥逆无脉，用白通汤加猪胆汁。盖阳气大虚，阴气内胜，纯与阳药，恐阴气格拒不得入，故加猪胆汁，苦入心而通脉，寒补肝而和阴，不致格拒也。浴初生小儿，永无疮疥。

猪脬亦作胞。治遗溺疝气，用作引经。

猪脂　甘，寒。凉血润燥，行水散风，解毒《千金方》：凡中恶及牛肉毒、百兽肝毒，服猪脂一斤佳。杀虫，故疮药多用之。利肠能通大便，退诸黄。滑产。煎膏药，主诸疮。腊月者佳。古方用之最多，治咳嗽亦用之。

猪蹄　煮汤，通乳汁，加通草二两佳。洗败疮。

悬蹄甲　治寒热痰喘，痘疮入目，五痔肠痈。古人有用左甲者，有用后甲者。

猪肤皮上白膏。　咸，寒。入肾。调阴散热。仲景治足少阴病，下利咽痛，胸满心烦，有猪肤汤。

猪肉　反黄连、乌梅、桔梗，犯之泻痢。又合黄豆、荞麦、葵菜、生姜、胡荽、吴茱、牛肉、羊肝、龟、鳖、鲫鱼、鸡子食之，皆有忌。《别录》云：猪肉闭血脉，弱筋骨，虚人肌，不可久食。思邈曰：久食令人少子，发宿病，筋骨碎痛乏气。孟诜曰：久食杀药，动风发疾。韩懋曰：凡肉皆补，惟猪肉无补。时珍曰：南猪味厚汁浓，其毒尤甚。讱庵云：肉能补肉，润肠胃，生精液，丰肌体，泽皮肤。多食助热生痰，动风作湿，伤风寒及病初起人大忌。古人食忌诸说，不足取信。后世伤寒忌之者，以其补肌固表，油腻缠黏，风邪不能解散。病初愈忌之者，以肠胃久枯，难受肥浓厚味。如老人燥痰干咳，更须肥浓滋润，又不可执泥生痰之说也。路玉云：一种蹄①甲白者，有金水相生之象。盐渍风干，制为南腿，有补养脾肾之能，病人食之，略无妨碍。

犬肉

酸、咸，温。暖脾益胃，脾胃暖，则腰肾受荫。**补虚寒，助阳道。**两肾、阴茎尤胜。**气壮多火者宜忌。**

黄者补脾，黑者补肾。畏杏仁，忌蒜。道家以为地厌。黄犬血，酒服二碗，治肠痈。

羊肉

甘，热。补虚劳，益气血，壮阳道，开胃健力，通气发疮。仲景治虚羸蓐劳，有当归羊肉汤。《十剂》曰：补可去弱，人参、羊肉之属是也。东垣曰：人参补气，羊肉补形。凡味同羊肉者，皆补血虚，阳生则阴长也。

青羊肝　苦，寒。苏颂曰：温。**补肝明目。**肝以泻为补。

---

① 蹄：原作"啼"据文义改。

羊肝丸，治目疾加黄连。

胆　苦，寒。点风泪眼，赤障白翳。腊月入蜜胆中，纸套笼住，悬檐下，待霜出，扫取点眼。又入蜜胆中蒸之，候干，研为膏，每含少许，或点之。名二百味草花膏。以羊食百草，蜂采百花也。时珍曰：肝窍开于目，胆汁减则目暗。目者肝之外候，胆之精华也，故诸胆皆治目病。

胫骨　入肾补骨。烧灰搽牙良。时珍曰：羊胫骨灰可以磨镜，羊头骨可以消铁。误吞铜铁者，胫骨三钱，米饮下。

羊血　解金银、丹石、砒、硫一切诸毒。

乳　甘，温。补肺肾虚，润胃脘、大肠之燥。治反胃消渴，口疮舌肿。含漱。**蜘蛛咬伤。**有浑身生丝者，饮之瘥。

肉、肝，青羖羊良；胆，青羯羊良；乳，白羜羊良。骨煅用。反半夏、菖蒲，忌铜器。牡羊曰羖、曰羝，去势曰羯，子曰羔，羔五月曰羜。

牛肉

甘，温。安中补脾，益气止渴。倒仓法：用牡黄牛肉二十斤，洗净，煮为糜，滤去渣，熬成琥珀色。前一晚不食，至日，空腹坐密室，取汁每饮一钟，少时又饮，积数十钟，身体觉痛。如病在上则吐，在下则利，在中则吐而利。利后必渴，即饮己溺数碗，以涤余垢。饥倦先与米饮，二日与淡粥，次与厚粥软饭，将养一月，而沉疴悉安矣。须断房事半年，牛肉五年。丹溪曰：牛，坤土；黄，中色；肉，胃药；液，无形之物也。积聚既久，回薄肠胃曲折之处，岂铢两丸散所能窥犯乎？肉液充满流行，无处不到，如洪水泛涨，一切凝滞，皆顺流而去矣。王纶曰：牛肉补中，非吐下药。借补为泻，因泻为补，亦奇法也。丹溪尝治咳而咯血，谓肺痈非吐不可，血耗非补不可，惟倒仓二法兼备，服之而愈。又治便浊滑精，亦用此法。许文懿公病心痛，用燥药、灵丹、艾灸杂治，数年不效，自分为废人。丹溪先以防风通圣散下其积滞，而病稍起，思食，然两足难移。次年行倒仓法，节节应手，复生子，活十四年。一人久嗽吐红，发热消瘦，众以为瘵，百方不应。丹溪脉之，两手弦数，日轻夜重，计无所出。时冬月也，以倒仓法而安，次年生子。

牛乳　甘，微寒。润肠胃，解热毒，补虚劳。治反胃膈噎。胃槁胃冷，脾不磨食，故气逆而成反胃。气血不足，其本也；曰痰饮，曰食积，其标也。胃槁者，滋血生津；胃冷者，温中调气。东垣曰：上焦吐者由乎气，治在和中而降气；中焦吐者由乎积，治在行气而消积；下焦吐者由乎寒，治在温中而散寒。丹溪曰：反胃噎膈，大便燥结，宜牛羊乳时时咽之，兼服四物汤为上策。不可服人乳，人乳有五味之毒，七情之火也。讱庵云：噎膈不通，服香燥药，取快一时，破气而燥血，是速其死也。不如少服药，饮牛乳加韭汁，或姜汁，或陈酒为佳。一人患噤口痢，粒米不进，郑奠一令服牛乳，久之亦瘥。

白水牛喉　治反胃吐食，肠结不通。除两头，去脂膜，醋浸炙末，每服一钱，陈米饮下。

酥、酪、醍醐，皆牛羊乳所作，滋润滑泽，宜于血热枯燥之人。

牛胆　纳石灰于内，悬挂风处百日，治金疮良。

白马溺

辛，寒。杀虫，破癥积。治反胃。

驴溺

辛，寒。杀虫。治反胃噎膈。须热饮之。张文仲《备急方》云：昔患反胃，奉敕调治，竟①不能疗。一卫士云：服驴尿极验。遂服二合，只吐一半，再服二合，食粥便定。宫中患反胃者五六人，同服之，一时俱瘥。

阿胶

甘，平。清肺养肝，滋肾益气，肺主气，肾纳气。和血补阴，肝主血，血属阴。除风化痰，润燥定喘，利大小肠。治虚劳咳嗽，肺痿吐脓，吐血衄血，血淋血痔，肠风下痢，伤暑伏热成痢者，必用之。妊娠血痢尤宜。腰痠骨痛，血痛血枯，经水不调，崩带胎动，或妊娠下血，酒煎服。痈疽肿毒及一切风病。泻者忌用。大抵补血与液，为肺、大肠要药。寇氏曰：驴皮煎胶，取其发散皮肤之外。用乌者，取其属水以制热则生风之义，故又治风也。陈自明曰：补虚用牛皮胶，去风用驴皮胶。士瀛曰：小儿惊风后，瞳人不正者，以阿胶倍人参服最良。阿胶育神，人参益气也。阿井乃济水伏流，其性趋下，用搅②浊水则清，故治瘀浊及逆上之痰也。

用黑驴皮、阿井水煎成。苏颂曰：《本经》阿胶亦用牛皮，是二胶可通用。牛皮胶制作不精，故不堪用。以黑光带绿色、夏月不软者真。剉炒成珠，或面炒、蛤粉炒去痰、蒲黄炒止

---

① 竟：原作“竞”，据《本草备要·禽兽部》卷四“驴溺”条改。

② 搅：原作“揽”，据《本草纲目·兽部》卷五十“阿胶”条、《本草备要·禽兽部》卷四“阿胶”条改。

血、酒化、水化、童便和用。得火良。山药为使。得黄连，治血痢；得生地，止吐血；得蒲黄、生地，治大衄不止。畏大黄。

黄明胶即牛皮胶。

甘，平。功与阿胶相近，亦可代用。同葱白煮服，通大便。时珍曰：真阿胶难得，牛皮胶亦可权用。其性味皆平补，宜于虚热之人。仲景治泻痢，好胶与黄连、黄蜡并用。藏器曰：诸胶皆能疗风，补虚止泄，驴皮主风为最。《经验方》云：痈疽初起，酒顿黄明胶四两，服尽，毒不内攻。《唐氏方》加穿山甲四片，烧存性用。

牛黄

甘，凉。能治心、肝、胆之病，时珍曰：牛之黄，牛之病也，因其病之在心及肝、胆之间凝结成黄，故还治心、肝、胆之病。《经疏》云：牛食百草，其精华凝结成黄，犹人之有内丹。故能散火、消痰、解毒，为世神物。或云牛病乃生黄者，非也。清心解热，利痰凉惊，通窍辟邪。治中风入脏，惊痫口噤，心热则火自生焰，肝热则木自生风，风火相搏，胶痰上壅，遂致中风不语。东垣曰：中脏宜之。风中腑及血脉者用之，反能引风入骨，如油入面。凡中风中脏者重，多滞九窍；中腑稍轻，多着四肢。若外无六经形症，内无便溺阻膈，为中经络，为又轻。初宜顺气开痰，继宜养血活血，不宜专用风药。大抵五脏皆有风，而犯肝者为多。肝属风木而主筋，肝病不能营筋，故有舌强口噤，㖞邪瘫痪，不遂不仁等症。若口开为心绝，手撒为脾绝，眼合为肝绝，遗尿为肾绝，吐沫鼻鼾为肺绝。发直头摇、面赤如妆、汗缀如珠者，皆不治。若止见一二症，犹有可治者。小儿百病。皆胎毒痰热所生。儿初生时未食乳，用三五厘，合黄连、甘草末蜜调，令咂之良。发痘堕胎。善通窍。

牛有黄，必多吼唤，以盆水承之，伺其吐出，迫喝即堕水，名生黄，如鸡子黄大，重叠可揭。轻虚气香者良。观此则非病，乃生黄矣。杀死，角中得者名角黄，心中者名心黄，肝胆中者名肝胆黄。成块成粒，总不及生者。但磨指甲上，黄透甲者为真。骆驼黄极易得，能乱真。得牡丹、菖蒲良。聪耳明目。人参为使。得犀角、朱砂，治小儿诸惊。恶龙骨、龙胆、地黄、常山。

虎骨

辛，微热。追风健骨，定痛辟邪。治风痹拘挛疼痛，惊悸癫痫，犬咬骨哽。为末，水服。犬咬，傅患处。

以头骨、胫骨良。虎虽死，犹立不仆，其气力皆在前胫。时珍曰：凡辟邪疰，治惊痫、瘟疟、头风，当用头骨。治手足风，当用胫骨。治腰脊风，当用脊骨。各从其类也。得没药，治历节痛风。

虎肚　治反胃。取生者，存滓秽勿洗，新瓦固煅存性，为末，入平胃散一两，每服三钱，效。讱庵云：虎肚丸宜于食膈，若寒膈、气膈、血膈、痰膈，恐难见功。

虎睛　为散，竹沥下，治小儿惊痫夜啼。

象皮

治金疮不合。烧灰和油敷之。亦可熬膏入散。

象胆　能辟尘，与熊胆同功。

犀角

苦、酸、咸，寒。凉心泻肝，清胃中大热，祛风利痰，辟邪解毒。治伤寒时疫，发黄发斑，伤寒下早，热乘虚入胃则发斑；下迟，热留胃中亦发斑。吐血下血，蓄血谵狂，痘疮黑陷，消痈化脓，定惊明目。妊妇忌之。能消胎气。时珍曰：五脏六腑，皆禀气于胃。风邪热毒，必先干之；饮食药物，必先入胃。角，犀之精华所聚，足阳明胃药也，故能入阳明，解一切毒，疗一切血，及惊狂斑痘之症。《抱朴子》云：犀食百草之毒及众木之棘，故能解毒。如饮食有毒，以角搅之，则生白沫。

乌而光润者胜，角尖犹胜。鹿取茸，犀取尖，其精气尽在是也。现成器物，多被蒸煮，不堪入药。入汤剂磨汁用，入丸散剉细。纸裹纳怀中，待热捣之立碎。《归田录》云：人气粉犀。升麻为使。得地榆，治血痢；得生地、连翘，治热邪入络。忌盐。

熊胆

苦，寒。凉心平肝，明目杀虫。治惊痫五痔。涂之取瘥。

通明者佳。性善辟尘。扑尘水上，投胆少许，则豁然而开。

羚羊角

苦，咸，微寒。入足厥阴、手太阴、少阴经。清肝明目，安魂定志，祛风舒筋，下气散血，除烦降火，辟邪解毒。痘科多用以清肝火。治梦魇卒死，狂越僻谬，惊痫搐搦，骨痛筋挛，伤寒伏热，气逆噎塞，瘀滞恶血，疝痛毒痢，疮肿瘘疬，山岚瘴气。

出西地。似羊而大，角有节，最坚劲，能碎金刚石与貘骨。夜宿防患，以角挂树而栖。角有挂纹者真。一边有节而疏，乃山驴、山羊，非羚也。多两角，一角者胜。剉研极细，或磨用。

鹿茸

甘，温。一云咸热。生精补髓，养血助阳，强筋健骨。治腰肾虚冷，《百一方》：鹿角屑熬黄为末，酒服，主腰脊虚冷刺痛。四肢酸痛，头眩眼黑，崩带遗精，一切虚损劳伤，惟脉沉细、相火衰者宜之。

鹿角初生，长二三寸，分歧如鞍，红如玛瑙，破之如朽木者良。太嫩者，血气未足，无力。酥涂微炙用，不涂酥则伤茸。或酒炙。不可嗅之，有虫恐入鼻颡。猎人得鹿，絷之取茸，然后毙鹿，以血未散故也。最难得不破、未出血者。沈存中《笔谈》云：凡含血之物，肉易长，筋次之，骨最难长。故人二十岁，骨髓方坚。麋、鹿角无两月长至二十余斤，凡骨之生，无速于此，草木亦不及之。头为诸阳之会，锺于茸角，岂与凡血比哉！鹿，阳兽，喜居山；麋，阴兽，喜居泽。麋似鹿，色青而大。皆性淫，一牡辄交十余牝。麋补阴，鹿补阳，故冬至麋角解，夏至鹿角解也。麋、鹿茸角，罕能分别。雷敩曰：鹿角胜麋角。孟诜、苏恭、苏颂，并云麋茸、麋胶胜于鹿。时珍曰：鹿补右肾精气，麋补左肾血液。得菟丝子、茴香、羊肾，治阴虚腰痛；得人参、黄耆、当归，提痘浆。

鹿角　咸，温。生用则散热行血，消肿，醋磨，涂肿毒。为末酒服，治折伤。《医余》曰：有廉①疮赤肿痛，用黄柏凉药久不愈者，却当用温药，加鹿角灰、发灰、乳香之类。此阴阳寒暑往来之理也。辟邪，治梦与鬼交。酒服一撮，鬼精即出。能逐阴中邪气恶血。炼霜熬膏，则专于滋补。时珍曰：鹿乃仙兽，纯阳多寿，能通督脉。又食良草，故其角、肉食之，有益无损。

造胶、霜法：取新角寸截，河水浸七日，刮净，桑火煮七日，入醋少许，取角捣成霜用。其汁加无灰酒熬成膏用。畏大黄。鹿峻，鹿相交之精也。设法取之，大补虚劳。

麝香

辛，温。开经络，通诸窍，透肌骨，暖水脏。治卒中诸风诸气，诸血诸痛，痰厥惊痫，严用和云：中风不醒者，以麝香、清油灌之，先通其关。东垣曰：风病在骨髓者宜之。若在肌肉用之，反引风入骨。时珍曰：严氏言风病必先用，东垣谓必不可用，皆非通论。若经络壅闭，孔窍不利者，安得不用为引导以开通之耶？但不可过耳。《广利方》中恶客忤垂死，麝香一钱，醋和灌之。癥瘕瘴疟，鼻窒耳聋，目翳阴冷。辟邪解毒，杀虫堕胎。坏果败酒，治果积、酒积。东垣曰：麝香入脾治肉，牛黄入肝治筋，冰片入肾治骨。

研用。凡使麝香，用当门子尤妙。忌蒜。不可近鼻，防虫入脑。麝见人捕之，则自剔出其香为生香，尤难得。其香聚处，

---

① 廉：《本草备要·禽兽部》卷四“鹿茸”条作“臁”。

草木皆黄。市人或搀荔枝核伪之。

兔屎一名明月砂。

杀虫明目。治劳瘵五疳，痘后生翳。

兔肝　泻肝热，故能明目。

兔肉　治消渴。《海上方》：澄汁冷饮。小儿食之稀痘疮。弘景曰：孕妇食之，令儿缺唇。保寿堂兔血丸，令小儿永不出痘，虽出亦稀。腊八日取生兔刺血，和荞麦面，加雄黄四五分，和丸绿豆大。初生小儿，乳汁送下二三丸，遍身发出红点，此其验也。

獭肝

甘，咸，温。益阴补虚，杀虫止嗽。治传尸鬼疰有神功。尸疰、鬼疰，乃五疰之一，变动有三十三种，乃至九十九种。其症使人寒热，沉沉默默，不知病之所苦，而无处不恶。死后传人，乃至灭门。古方有獭肝丸：獭肝烘干，炙为末，水服二钱，日二，以瘥为度。

诸肝皆有叶数，惟獭肝一月一叶，其间又有退叶，须于獭身取下，不尔多伪。

海狗肾一名腽肭脐。

甘、咸，大热。补肾助阳。治虚损劳伤，阴痿精冷。功近苁蓉、锁阳。

出西番，今东海亦有之，似狗而鱼尾。置器中长年湿润，腊月浸水不冻。置睡犬傍，犬惊跳者为真。或曰：连脐取下，故名脐。或曰：乃腽肭兽之脐也。酒浸一日，纸裹炙香，剉捣用。或于银器中，以酒煎熟合药。

猳①鼠矢

甘，微寒。治伤寒劳复发热，男子阴易腹痛。妇人伤寒初愈，即与交接，毒中男人，名阴易。若女人与伤寒男子交者，名阳易。《活人》有鼠矢汤。

两头尖者，为雄鼠屎。

鼠胆　明目。汁滴耳中，治三十年老聋。弘景曰：鼠胆随死辄消，不易得也。

鼠肉　治儿疳鼠瘘。河间曰：鼠性善穿，而治疮瘘，因其性为用也。

猬皮

苦，平。治肠风泻血，五痔烧末，油调傅，水服亦佳。阴肿。

脂滴耳中治聋。

胆点痘后风眼。

似鼠而圆大。酒服，或煮汁，或五味淹炙食。

肉　甘，平。治反胃。炙黄食之，亦煮汁饮。炙黄，肥下焦，理胃气，令人能食。

脂　气味同肉。溶滴耳中，治聋。涂秃疮疥癣，杀虫。

胆　治点目，止泪及痘后风眼。发则两睑红烂眵泪。取胆

---

① 猳：同“豭”。《广韵·麻韵》：“猳”，“豭”的俗字。宋·苏轼《朱亥墓志》：“进承其颐，视如豚猳。”

汁，用簪点入，痒不可当，二三次即愈。

猬：头、嘴似鼠，刺毛似豪猪，蜷缩则形如芡房及栗。攒毛外刺，尿之即开，刺端分两头者是。

皮细剉，炒黑用。得酒良。畏桔梗、麦门冬。

人　部

发一名血余。

苦，微寒。入足少阴、厥阴经。补阴消瘀，通关格，利二便。治诸血疾，能去心窍之血，故亦治惊痫。血痢血淋，舌血煅末，茅根汤服。鼻血，烧灰吹鼻。转胞不通，烧灰服。小儿惊热。合鸡子黄煎为汁服。鸡子能去风痰。合诸药煎膏，凉血去瘀长肉。发属心，禀火气而上生；眉属肝，禀木气而侧生；须属肾，禀水气而下生。或曰发属肝，禀木气而上①生；眉属金，禀金气而横生。金无余气，故短而不长。至老金气钝，则眉长矣。讱庵云：肺主皮毛，毛亦短而不长者也，何以独无所属乎？毛既为肺之合，自当属肺、属金。眉当属肝、属木，以其侧生象木枝也。《经》曰：肾者，精之处也，其华在发。王冰注：肾主髓。脑者，髓之海；发者，脑之华。脑髓减则发素。时珍曰：发入土，千年不朽。以火煅之，凝为血质。煎炼至枯，复有液出。误吞入腹，化为癥虫。煅炼服食，使发不白。故《本经》有“自还神化”之称。藏器曰：生人发挂果树上，则乌鸟不敢来。又人逃走，取其发于纬车上转②之，则迷乱不知

① 上：原作“生”，据《本草备要·人部》卷四“发”条改。
② 转：《本草备要·人部》卷四“发”条为“缚”。

所适。此皆神化。《子母秘录》：乱发烧灰，亦治尸疰。猪脂调涂小儿燕口，即两角生疮也。宋丞相王郇公，小腹切痛，备治不效。用附子、硫磺、五夜叉丸之类，亦不瘥。张附马取妇人油头发，烧灰研筛，酒服二钱，其痛立止。

皂荚水洗净，入罐固煅存性用。得猪膏，治妇人阴吹。

胎发 补衰涸。

头垢 治淋及噎膈劳复。

人牙

咸，温，有毒。治痘疮倒靥。《痘疹论》：出不快而黑陷者，猪猪血调下一钱。服凉药而血涩倒陷者，麝香酒调服。时珍曰：欲其窜入肾经，发出毒气，盖劫剂也。若伏毒在心，不省人事，气虚色白，痒揭①无脓，及热痱紫泡之症，只宜补虚解毒。苟误服此，则郁闷声哑，反成不救。

煅，退火毒，研用。

人乳

甘，咸。润五脏，补血液，止消渴，泽皮肤，治风火症。讱庵曰：老人便秘，服人乳最良。本血所化，目得血而能视，用点赤涩多泪。热者，黄连浸点。然性寒滑，脏寒胃弱人不宜多服。时珍曰：人乳无定性。其人和平，饮食冲淡，其乳必平。其人躁暴，饮酒食辛，或有火病，其乳必热。又有孕之乳为忌乳，最有毒。小儿食之吐泻，成疳魃之病，内亦损胎。讱庵云：乳乃

---

① 揭：《本草备要·人部》卷四“人牙”条为“塌”。

阴血所化，生于脾胃，摄于冲任。未受孕则下为月水，既受孕则留而养胎，已产则变赤为白，上为乳汁，以食小儿，乃造化之元微也。服之益气血，补脑髓，所谓以人补人也。然能滑肠、湿脾、腻膈，天设之以为小儿，非壮者所当常服。惟制为粉，则有益无损。又须旋用，久则油膻。须用一妇人之乳为佳，乳杂则其气杂。乳粉、参末，等分蜜丸，名参乳丸，大补气血。

以年少无病妇人乳、白而稠者，如儿食良。黄赤清色、气腥秽者，并不堪用。或暴晒，用茯苓粉收，或水顿取粉尤良。得梨汁，能消痰补虚；得美酒，治卒不得语。

取粉法：小锅烧水滚，用银瓢如碗大，锡瓢亦可。倾乳少许入瓢，浮滚水上顿，再浮冷水上，立干，刮取粉用。再顿再刮，如摊粉皮法。

童便一名还元水。饮自己溺，名轮回酒。

咸，寒。时珍曰：温。能引肺火下行从膀胱出，降火滋阴甚速。润肺散瘀，咸走血。治肺痿失音，吐衄损伤，凡跌打损伤，血闷欲死者，擘开口以热尿灌之，下咽即醒。一切金疮受杖并宜用之，不伤脏腑。若用他药，恐无瘀者，反致误人矣。胞胎不下。皆散瘀之功。凡产后血运，败血入肺，阴虚久嗽，火蒸如燎者，惟此可以治之。晋褚澄《劳极论》云：降火甚速，降血甚神。饮溲溺百无一死，服寒凉药百无一生。

十二岁以下童子，少知识，无相火。不食荤腥酸咸者佳。去头尾，取中间一节清澈如水者用，当热饮，热则真气尚存，其行自速，冷则惟有咸寒之性。入姜汁、行痰。韭汁散瘀更好。冬月用汤温之。士材曰：炼成秋石，真元之气渐失，不及童便多矣。《普济方》：治目赤肿痛，用自己小便，乘热抹洗，即闭目少顷。此以真气退其邪热也。得甘草，治久嗽肺痿；得杏仁、猪肝，治休息痢。

秋石

咸，温。滋肾水，润三焦，养丹田，安五脏，退骨蒸，软坚块。治虚劳咳嗽，白浊遗精，为滋阴降火之圣药。若煎炼失道，多服误服，反生燥渴之患。咸能走血，且经煅炼，中寓暖气，使虚阳妄作，则真水愈亏。

得乳粉，能固元阳，延年不老；得茯苓、菟丝，治遗浊；得茯苓、莲肉、芡实、枣肉，治色欲过度，遗浊，小便数。

《蒙筌》曰：秋月取童便，每缸用石膏七钱，桑条搅澄，倾去清液，如此二三次，乃入秋露水搅澄，故名秋石。如此数次，滓秽净，咸味减，以重纸铺灰上晒干，刮去在下重浊，取轻清者为秋石。世医不取秋时，杂收人溺，以皂荚水澄晒为阴炼，火煅为阳炼，尽失于道，安能应病？况经火炼，性却变温耶！秋石再研入罐，铁盏盖定，盐泥固济升打。升起盏上者名秋冰。味淡而香，乃秋石之精英也。《保寿堂方》：用童男童女小便，各炼成秋石，其色如雪，和匀加乳汁，日晒夜露，取日精月华，干即加乳。待四十九日足，收贮配药。《摘元》云：肿胀忌盐，只以秋石拌饮食佳。

人中黄

甘，寒，入胃。清痰火，消食积，大解五脏实热。治天行热狂，痘疮血热，黑陷不起。

纳甘草末于竹筒，塞孔，冬月浸粪缸中。至春取出洗，悬风处阴干，取甘草用。亦有用皂荚末者。竹须削去青皮。一云即粪缸多年黄堙①，煅存性用。

粪清一名金汁。

主治同人中黄。

用棕皮棉纸，上铺黄土，淋粪滤汁，入新瓮，碗覆，埋土中一年，清若泉水，全无秽气。用年久者弥佳。野间残粪下土，筛傅痈疽，如冰着背。

人中白

咸，平。降火散瘀。治肺瘀鼻衄，刮人中白，新瓦火上逼干，调服即止。劳热消渴，痘疮倒陷，牙疳口疮。

即溺堙，煅研用。以蒙馆②童子便桶、山中老僧溺器刮下者，尤佳。得麻仁、阿胶，治血虚便闭。

① 堙（yìn 印）：沉淀物。

② 蒙馆：亦称蒙学，中国封建时代对儿童进行启蒙教育的学校。

总书目

医经

内经博议

内经提要

内经精要

医经津渡

素灵微蕴

难经直解

内经评文灵枢

内经评文素问

内经素问校证

灵素节要浅注

素问灵枢类纂约注

清儒《内经》校记五种

勿听子俗解八十一难经

黄帝内经素问详注直讲全集

基础理论

运气商

运气易览

医学寻源

医学阶梯

医学辨正

病机纂要

脏腑性鉴

校注病机赋

内经运气病释

松菊堂医学溯源

脏腑证治图说人镜经

脏腑图说症治合璧

伤寒金匮

伤寒考

伤寒大白

伤寒分经

伤寒正宗

伤寒寻源

伤寒折衷

伤寒经注

伤寒指归

伤寒指掌

伤寒选录

伤寒绪论

伤寒源流

伤寒撮要

伤寒缵论

医宗承启

桑韩笔语

伤寒正医录

伤寒全生集

伤寒论证辨

伤寒论纲目

伤寒论直解

伤寒论类方

伤寒论特解

伤寒论集注（徐赤）

伤寒论集注（熊寿试）

伤寒微旨论

伤寒溯源集

订正医圣全集

伤寒启蒙集稿

伤寒尚论辨似

伤寒兼证析义

张卿子伤寒论

金匮要略正义

金匮要略直解

高注金匮要略

伤寒论大方图解

伤寒论辨证广注

伤寒活人指掌图

张仲景金匮要略

伤寒六书纂要辨疑

伤寒六经辨证治法

伤寒类书活人总括

张仲景伤寒原文点精

伤寒活人指掌补注辨疑

诊　　法

脉微

玉函经

外诊法

舌鉴辨正

医学辑要

脉义简摩

脉诀汇辨

脉学辑要

脉经直指

脉理正义

脉理存真

脉理宗经

脉镜须知

察病指南

崔真人脉诀

四诊脉鉴大全

删注脉诀规正

图注脉诀辨真

脉诀刊误集解

重订诊家直诀

人元脉影归指图说

脉诀指掌病式图说

脉学注释汇参证治

针灸推拿

针灸节要

针灸全生

针灸逢源

备急灸法

神灸经纶

传悟灵济录

小儿推拿广意

小儿推拿秘诀

太乙神针心法

杨敬斋针灸全书

本　草

药征

药鉴

药镜

本草汇

本草便

法古录

食品集

上医本草

山居本草

长沙药解

本经经释

本经疏证

本草分经

本草正义

本草汇笺

本草汇纂

本草发明

本草发挥

本草约言

本草求原

本草明览

本草详节

本草洞诠

本草真诠

本草通玄

本草集要

本草辑要

本草纂要

药性提要

药征续编

药性纂要

药品化义

药理近考

食物本草

食鉴本草

炮炙全书

分类草药性

本经序疏要

本经续疏

本草经解要

青囊药性赋

分部本草妙用

本草二十四品

本草经疏辑要

本草乘雅半偈

生草药性备要

芷园臆草题药

类经证治本草

神农本草经赞

神农本经会通

神农本经校注

药性分类主治

艺林汇考饮食篇

本草纲目易知录

汤液本草经雅正

新刊药性要略大全

淑景堂改订注释寒热温平药性赋

用药珍珠囊　珍珠囊补遗药性赋

方　书

医便
卫生编
袖珍方
仁术便览
古方汇精
圣济总录
众妙仙方
李氏医鉴
医方丛话
医方约说
医方便览
乾坤生意
悬袖便方
救急易方
程氏释方
集古良方
摄生总论
摄生秘剖
辨症良方
活人心法（朱权）
卫生家宝方
见心斋药录
寿世简便集
医方大成论
医方考绳愆
鸡峰普济方
饲鹤亭集方
临症经验方
思济堂方书
济世碎金方
揣摩有得集
亟斋急应奇方
乾坤生意秘韫
简易普济良方
内外验方秘传
名方类证医书大全
新编南北经验医方大成

临证综合

医级
医悟
丹台玉案
玉机辨症
古今医诗
本草权度
弄丸心法
医林绳墨
医学碎金
医学粹精
医宗备要
医宗宝镜
医宗撮精
医经小学
医垒元戎
证治要义
松厓医径
扁鹊心书
素仙简要

慎斋遗书

折肱漫录

济众新编

丹溪心法附余

方氏脉症正宗

世医通变要法

医林绳墨大全

医林纂要探源

普济内外全书

医方一盘珠全集

医林口谱六治秘书

识病捷法

温　　病

伤暑论

温证指归

瘟疫发源

医寄伏阴论

温热论笺正

温热病指南集

寒瘟条辨摘要

内　　科

医镜

内科摘录

证因通考

解围元薮

燥气总论

医法征验录

医略十三篇

琅嬛青囊要

医林类证集要

林氏活人录汇编

罗太无口授三法

芷园素社痎疟论疏

女　　科

广生编

仁寿镜

树蕙编

女科指掌

女科撮要

广嗣全诀

广嗣要语

广嗣须知

孕育玄机

妇科玉尺

妇科百辨

妇科良方

妇科备考

妇科宝案

妇科指归

求嗣指源

坤元是保

坤中之要

祈嗣真诠

种子心法

济阴近编

济阴宝筏

秘传女科

秘珍济阴
黄氏女科
女科万金方
彤园妇人科
女科百效全书
叶氏女科证治
妇科秘兰全书
宋氏女科撮要
茅氏女科秘方
节斋公胎产医案
秘传内府经验女科

儿　　科

婴儿论
幼科折衷
幼科指归
全幼心鉴
保婴全方
保婴撮要
活幼口议
活幼心书
小儿病源方论
幼科医学指南
痘疹活幼心法
新刻幼科百效全书
补要袖珍小儿方论
儿科推拿摘要辨症指南

外　　科

大河外科
外科真诠
枕藏外科
外科明隐集
外科集验方
外证医案汇编
外科百效全书
外科活人定本
外科秘授著要
疮疡经验全书
外科心法真验指掌
片石居疡科治法辑要

伤　　科

正骨范
接骨全书
跌打大全
全身骨图考正
伤科方书六种

眼　　科

目经大成
目科捷径
眼科启明
眼科要旨
眼科阐微
眼科集成
眼科纂要
银海指南
明目神验方
银海精微补

医　　史

综　　合